Autoestímate
Lo urgente eres tú

PATRICIA EXPÓSITO
@turaizpsicologia

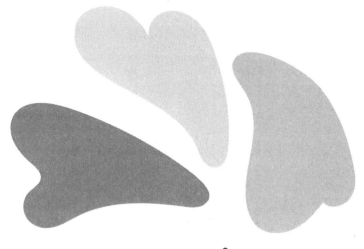

Autoestímate
Lo urgente eres tú

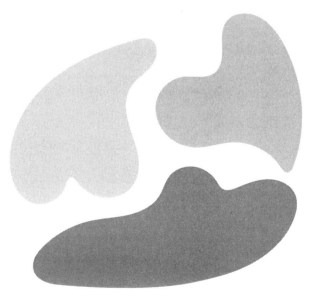

ALFAGUARA

Papel certificado por el Forest Stewardship Council®

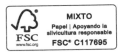

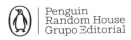

Primera edición: febrero de 2025

© 2025, Patricia Expósito, ©turaizpsicologia
© 2025, Penguin Random House Grupo Editorial, S. A. U.
Travessera de Gràcia, 47-49. 08021 Barcelona
Diseño del interior: Penguin Random House Grupo Editorial / Lourdes Bigorra
© Shutterstock, por los recursos gráficos del interior

Penguin Random House Grupo Editorial apoya la protección de la propiedad intelectual. La propiedad intelectual estimula la creatividad, defiende la diversidad en el ámbito de las ideas y el conocimiento, promueve la libre expresión y favorece una cultura viva. Gracias por comprar una edición autorizada de este libro y por respetar las leyes de propiedad intelectual al no reproducir ni distribuir ninguna parte de esta obra por ningún medio sin permiso. Al hacerlo está respaldando a los autores y permitiendo que PRHGE continúe publicando libros para todos los lectores. De conformidad con lo dispuesto en el artículo 67.3 del Real Decreto Ley 24/2021, de 2 de noviembre, PRHGE se reserva expresamente los derechos de reproducción y de uso de esta obra y de todos sus elementos mediante medios de lectura mecánica y otros medios adecuados a tal fin. Diríjase a CEDRO (Centro Español de Derechos Reprográficos, http://www.cedro.org) si necesita reproducir algún fragmento de esta obra.

Printed in Spain – Impreso en España

ISBN: 978-84-10190-19-1
Depósito legal: B-21.177-2024

Compuesto en Punktokomo, S. L.
Impreso en Rodesa
Villatuerta (Navarra)

AL 9 0 1 9 A

A mi pequeña Patri,
que siempre quiso escribir un libro
y hoy cumple su sueño

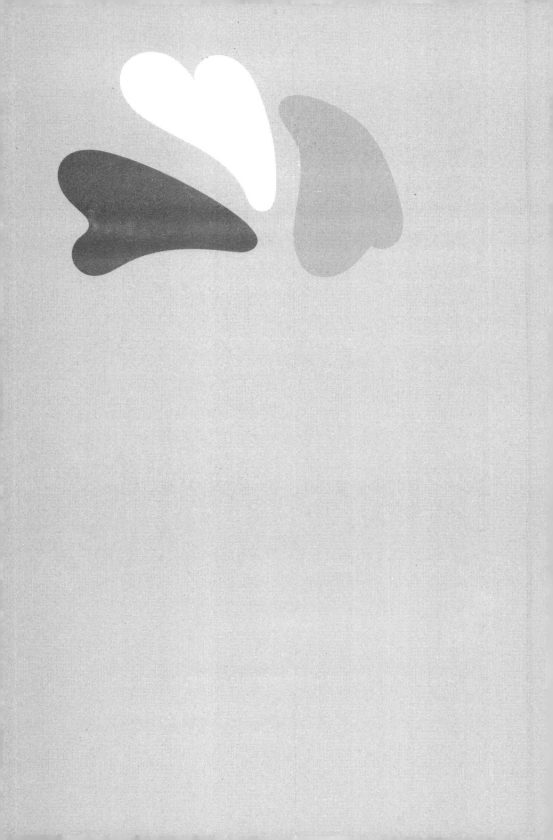

ÍNDICE

Prólogo, *por Déborah Murcia*	11
Introducción	13
1. Pasado	15
2. Presente	67
3. Futuro	111
Agradecimientos	157

PRÓLOGO

Déborah Murcia

Estás a punto de embarcarte en el viaje que lo cambiará todo.

Patricia, a través de estas líneas, te transportará a las respuestas que tanto anhelabas tener; respecto a ti, respecto a tus relaciones y respecto a tus preocupaciones en general.

En este viaje entenderás que muchas de las cosas que te pasan tienen una lógica, tienen una explicación, pero sobre todo tienen solución. Además de tener la sensación en todo momento de que te acompaña una amiga y te lo cuenta desde el amor más incondicional.

En este espacio encontrarás respuestas a cómo sanar cosas que posiblemente en este momento te estén haciendo daño. Pero no solo eso, también te guiará hacia el camino de solucionar situaciones que te puedan causar daño con las personas de tu entorno.

Es un encuentro con la persona más importante de tu vida: tú. Aprenderás a reconciliarte con todas aquellas partes que en algún momento te hicieron daño, a entenderlas y a amarlas.

Aquí te reencontrarás con el amor, el valor y el lugar que te mereces, es un abracito a la autoestima.

Este viaje tiene tres paradas importantes: pasado, presente y futuro. Y en cada una de ellas comprenderás por qué es necesario que te pares, tomes aire y les dediques tiempo. Es el libro perfecto para llevártelo a una cafetería, sentarte junto a él, tener una cita contigo misma y trabajar en ti.

Si siempre deseaste mejorar, trabajar en ti, cuidarte, dedicarte tiempo, aceptarte y escucharte, este es tu momento; enhorabuena.

Ojalá lo disfrutes tanto como yo.

Enhorabuena, Patricia, este librito es impecable.☺

INTRODUCCIÓN

¡Importante! Dedica tiempo a leer este apartado. No lo dejes pasar pensando que no servirá de nada. Te explico qué vas a encontrarte en este libro y qué necesitas durante el mismo.

Ahora que ya te tengo aquí conmigo, te cuento.

¡Bienvenida a tu libro, amiga! Vas a vivir un viaje inmersivo por toda tu vida, explorando rinconcitos que muchas veces tenemos olvidados, hasta llegar a tu futuro. Por supuesto que no tendremos varitas mágicas ni nuestra bola de cristal para ver qué nos depara la vida, pero sí cómo nos imaginamos viviéndola. Así, podremos buscar nuestra mejor versión, que se asemeje cada vez más a esa **TÚ** que visualizas en tu futuro.

Autoestímate

Daremos una vuelta por nuestra infancia, ya que tiene una repercusión muy grande en la persona que somos ahora mismo. Tras cada apartado vas a tener pautas y herramientas para que puedas explorar tú sola toda la teoría que hay durante el capítulo. No quiero que este libro pase por tu vida como si nada, sino que te haga reflexionar y, si lo necesitas, modificar aspectos que te estén haciendo daño.

Como recomendación, coge papel y boli. Guárdalos muy cerquita del libro. Es muy probable que los necesites durante todo el camino.

Por último, me gustaría recordarte que este libro no va a sustituir nunca a un proceso de terapia. Si tras leerlo te quedas con ganas de trabajar más en ti misma y ves necesario sanar tus partes de una forma más profunda, acude a un profesional.

¡Espero que lo disfrutes mucho!

Recorre el viaje de tu vida. Quiérete y cuídate como te mereces.

Y… ¡bienvenida a tu viaje!

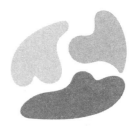

1
Pasado

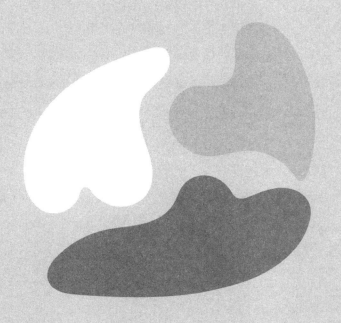

¿QUIÉN FUI?

LA IMPORTANCIA DE NUESTRA INFANCIA EN NUESTRO DÍA A DÍA

Para conocer tu presente, vamos a empezar descifrando nuestro pasado.

La infancia tiene un peso fundamental en la persona que hemos creado. Tenemos muchísima influencia del entorno y de las personas que nos acompañan a lo largo de toda nuestra vida. Nos comportamos, nos queremos y nos cuidamos, tal y como lo hicieron con nosotros cuando éramos pequeños. Esto puede resultarte familiar. Por supuesto que esta parte es modificable, no somos seres estables e inamovibles durante nuestra vida.

Cuando nos ponemos a recordar nuestro pasado, podemos contar con espacios de tiempo en los que no recordamos nada. Los primeros recuerdos a los que tenemos acceso son de los tres años y medio o cuatro. Pero nuestra mente es sabia, y los hechos y situaciones dolorosas tiende a ocultarlos tan bien en nuestra cabeza que no tenemos acceso a ellos. Eso no implica que no estén, sino que los han guardado tan sumamente bien que no podemos acceder a ellos. Como si se tratase de una *escape room* en la que no tenemos más pistas.

Esto es lo que denominamos trauma: cuando vivimos una situación dolorosa de forma física o psicológica que perturba nuestro bienestar.

Poner una tirita en un trauma no hará que desaparezca, sino que ocultemos la herida. Y, como muchas heridas abiertas que tratamos de tapar, acaban picando y escociendo. Imagínate que intentas cerrar un túper de puré con una tapa que no le pertenece. En principio, irá bien, funcionará. Hasta que te olvides de que no es su tapa y se desborde. Ocurre igual. Puede funcionar durante un tiempo, pero quizá vivas una situación actual que por X razón te haga reventar, llorar o te genere un pico de ansiedad tan alto que no lo entiendas. Para poder sanar traumas, el apoyo psicológico muchas veces es necesario.

PASADO

Los traumas no tienen por qué ser solo de forma física, también surgen por negligencia o ausencia de cuidados.

Cuando los referentes o cuidadores nos hacen este daño, se forja una situación muy dolorosa y difícil de gestionar para una peque. Nuestras interacciones durante nuestra infancia son imprescindibles para conocer cómo somos y cómo nos vinculamos en nuestro presente. Por eso, es necesario explicar qué es el apego.

Apego

Leemos mucho sobre apego, pero ¿qué es realmente? John Bowlby, psicólogo británico, desarrolló la teoría del apego, exponiendo con ello la necesidad innata que tenemos de buscar cercanía y contacto de las figuras de apego.

El apego es el vínculo emocional que se genera en nuestros primeros años de vida con nuestra figura de referencia (que suelen ser nuestros padres o cuidadores principales). El apego es fundamental en el desarrollo infantil y tiene un gran impacto en nuestro bienestar emocional, social y cognitivo a lo largo de toda la vida.

¿Cómo se forma el apego?

A través de todas las interacciones que tenemos durante la infancia. Si un niño llora y lo cogemos en brazos, entenderá que puede confiar en nosotras si le ocurre algo. Si lo dejamos continuamente que llore desconsolado en su cuna y pasamos de él, verá que no atendemos sus necesidades.

Escuchamos constantemente que es necesario dejar que los bebés lloren y se queden en la cuna llorando y no hacerles caso para que aprendan. Recuerda que la única manera que tienen de expresarte cómo se sienten es llorando. Y nos dicen que los dejemos que se regulen solos, cuando muchas veces ni nosotras mismas somos capaces. ¿Cómo un bebé que acaba de llegar al mundo va a ser capaz? ¿Sabes lo que acaba asociando y aprendiendo? Que es mejor no llorar, porque no van a ayudarlo ni consolarlo.

Desde muy pequeñas, necesitamos de nuestras figuras de referencia para que nos enseñen a regularnos.

Y conforme vamos creciendo también. Necesitamos saber qué nos dicen nuestras emociones, que son totalmente válidas y no tenemos que reprimirlas.

El apego se basa en ese vínculo que generamos con el bebé, la atención, la confianza que le transmitimos y la seguridad de que estaremos a su lado para acompañarlo.

Tipos de apego

Como ves, no todas las personas actúan de la misma manera con los bebés. Por eso, existen distintos tipos de apego.

- **Apego seguro**

Los niños y las niñas que aprenden un estilo de apego seguro se sentirán cómodos y tranquilos explorando su entorno cuando su figura de referencia está presente. Si hay algo que los empieza a inquietar, dejan de estar cómodos, pasan a sentirse inseguros y van a buscar a su figura en busca de acompañamiento, comprensión y ayuda.

- **Apego ansioso**

En el apego ansioso, vemos cómo los niños y las niñas que lo tienen se suelen mostrar inseguros o intranquilos ante la ausencia de su figura de referencia. Además, cuando están intranquilos, pueden llegar a ser incapaces de aceptar el apoyo o acompañamiento por parte de su referente.

- **Apego evitativo**

Si los niños o las niñas han aprendido un apego evitativo en su infancia, veremos cómo evitan o ponen distancia física ante el contacto con su figura de apego. Además, si se produce la separación, suelen sentirse indiferentes.

- **Apego desorganizado**

En este caso, los niños y las niñas tienen conductas que son incongruentes o ambivalentes. Pueden mostrarse ansiosos o miedosos ante la proximidad con su cuidadora o ante su ausencia.

¿Cómo nos afecta el apego?

El vínculo emocional que hemos aprendido durante nuestra infancia no se limita solo a esta fase de nuestra vida. Nos afecta también en las relaciones que tengamos en nuestra vida adulta y en nuestro bienestar. **El apego inseguro puede generarnos dificultades para mantener unas relaciones saludables y estables**, mientras que el apego seguro nos ayudará a todo lo contrario. Nos pondrán las bases para las futuras relaciones. Por eso es tan sumamente importante que en nuestra infancia nos hayan cuidado y atendido como necesitábamos.

¿El apego es para siempre?

No. Y menos mal. ¿Te imaginas que nos enseñan de pequeñas que no somos visibles, no nos cuidan y tenemos que vivir con ello toda nuestra vida? Sería horroroso. **El apego puede cambiar a lo largo de nuestra vida.** Eso sí, puede no ser fácil. Lo hemos aprendido durante muchos años y modificarlo puede ser costoso. Pero, como te digo, no es imposible. Y eso nos alivia bastante.

¿Qué puede contribuir a que haga un cambio en mi estilo de apego?

- **Cambiar de rol:** pasar a ser madre o padre. Las experiencias de crianza pueden ayudarnos a modificar nuestro apego en nuestra edad adulta. Soy mucho más consciente y veré mis necesidades emocionales y podré hacerme cargo de las mismas.
- **Terapia:** conocer, sanar tu infancia y ver cómo te vinculas hará que modifiques todo lo que está en tu mano para conseguir tener mejor bienestar.

PASADO

- **Relaciones interpersonales de la vida adulta:** pueden influir bastante en nuestro cambio del estilo de apego. Si tu pareja te genera bienestar, paz y seguridad, potenciará el apego seguro y lo cambiarás hacia ese estilo en el caso de que no lo tengas. Si, por el contrario, estás en una relación ambivalente, con muchas idas y venidas, con inseguridad y poca confianza, te reforzará el apego inseguro o ambivalente que te enseñaron desde muy pequeña.

Nuestra mente siempre tenderá a lo conocido y a lo familiar. Es mejor lo malo conocido que lo bueno por conocer. Eso pensamos, pero no siempre nos ayuda. **Tendemos a patrones conocidos esperando seguridad y estabilidad.** Normalizamos actitudes y situaciones que, si nos las contase nuestra mejor amiga, nos echaríamos las manos a la cabeza.

También puede ocurrir todo lo contrario. Si hemos vivido en casa con una familia que se dice todo a gritos, no se habla de emociones y no hay comunicación, queremos conocer a alguien que sea completamente diferente. Los conflictos los arreglamos con un grito y nos hemos dado cuenta de que no necesitamos algo así. Nos gustaría que nos validasen, que seamos vistas en la relación y que nuestras necesidades importen. Y es totalmente válido. Puede ser que, durante los primeros conflictos, tendamos a actuar igual que hacíamos con nuestra familia, pero poco a poco lo iremos cambiando, ya que no es algo que nos guste de nosotras.

Heridas de la infancia

Las heridas de la infancia ocurren en la primera parte de nuestra vida, ya que es la época en la que contamos con menos herramientas y las vamos creando con base en lo que nos enseñan nuestras figuras de referencia. **Este aprendizaje se hace por moldeado.** Por tanto, si quieres que tu hijo genere un hábito, tienes que ser buen modelo; si no, va a ser muy complicado que los aprenda si no los ve en ti. Por ejemplo, será muy difícil que lea si nunca te ve a ti con un libro.

PASADO

Al ser seres vulnerables en estos años de vida, muchas veces vivimos situaciones que nos duelen y que no sabemos cómo gestionar, generándonos un **trauma vincular emocional**.

- Herida de abandono.
- Herida de injusticia.
- Herida de traición.
- Herida de rechazo.
- Herida de humillación.

Si cumples algún requisito de los siguientes, es probable que cuentes con uno de estos tipos de herida:

- Te sientes **muy incómoda** ante **situaciones nuevas**.
- Bajas **tus límites** por miedo a que **te abandonen**.
- Piensas que eres **la culpable** de todo lo que te ocurre.
- Te cargas de **mochilas emocionales** que no son tuyas.

Autoestímate

- Evitas poner **límites**.
- No te **priorizas**. Lo ves muy egoísta.
- Evitas relacionarte **emocionalmente** con nuevos amigos.
- No sueles dar **problemas** para no ser vista.
- Evitas «**molestar**» a nadie.
- Tú **sola** puedes con todo.
- **Minimizas** tus emociones.
- Te sientes muy sola, pero te da **miedo** acercarte a nuevas personas.
- No te muestras **vulnerable**. Así no te harán daño.
- Modificas **actitudes** para que las personas no se alejen.
- No **lloras** en público. Sueles hacerlo sola y en la cama.
- Priorizas a los **demás** antes que a ti.
- Buscas la manera de **ayudar** y apoyar a los demás, olvidándote de lo que necesitas tú.
- Evitas situaciones sociales en las que haya **mucha gente**. Y más si no los conoces.
- No expones **tus necesidades** o tu opinión.
- No conectas con **tus emociones**.

- Sueles darle más importancia a la **opinión** de los demás antes que a la tuya.

Herida de abandono

Claudia vino a terapia porque no entendía qué le estaba ocurriendo con sus amigas ni con su entorno. Veía que era **demasiado buena** y que siempre se aprovechaban de ella. Además, con las parejas que tuvo, me dijo que no había tenido buena suerte. No habían sido buenos con ella tampoco.

Durante la primera sesión le pregunté por qué acudía, qué objetivos se planteaba y por qué justo en ese momento.

Me comentó que estaba cansada de **dar siempre el 200 por ciento** por todas las personas que conocía y que nadie fuese capaz de dar lo mismo. Ella se esforzaba continuamente en reforzar el **vínculo con sus amigas, familia y pareja**. Pero ellos no hacían lo mismo por ella. Se habían acostumbrado a que siempre se callase y estuviese a su lado, pasase lo que pasase. Y ella **no era capaz de poner límites**.

Autoestímate

Indagamos mucho en su historia. Es necesario conocer el pasado para enfrentarnos a nuestro presente. Me comentó que **sus padres se habían separado** cuando ella tenía seis años. No le explicaron qué estaba pasando y vivió esa situación con mucha incertidumbre. Su padre se fue de casa y desapareció con otra persona. No quiso saber nada más de ella. Intentaba tener buena relación con él a pesar de lo que ocurrió, pero él se mantenía distante.

Cuando era pequeña se **responsabilizaba de todo**. Era su culpa que su padre ya no quisiese estar con ella. Con seis años, no tienes las habilidades para aceptar que tu padre ha decidido **no estar contigo**. Duele demasiado como para soportarlo. Por eso, en terapia, muchas veces utilizamos **mecanismos de defensa** como la evitación para que no nos genere daño.

Claudia me contó que ya casi no hablaba con él porque le hacía mucho daño y no entendía el porqué. No entendía **por qué no la quería** si era su padre.

En el presente tenía mucho miedo y mucha ansiedad por anticipación.

PASADO

No quería que le pasase lo mismo y, por ello, era **incapaz de poner límites**. «Si los pongo, me volverá a pasar lo mismo y se irán. Tengo miedo a que me abandonen y quedarme sola de nuevo».

Cuando estamos viviendo una **situación muy ansiosa**, activamos nuestro **sistema nervioso simpático**, ya que pensamos que vamos a tener un león delante que nos comerá. Esto sostenido en el tiempo es agotador. Si tenemos delante un león, nuestro cuerpo va a querer huir y, por supuesto, no hay tiempo ni para comer ni para parar. Solo pensamos en correr.

Si ocurre esto, debemos entender a nuestro cuerpo. Nos está alertando de que algo ocurre y debemos trabajarlo para que no nos suceda lo mismo que a Claudia.

La herida de abandono, en la edad adulta, se manifiesta como necesidad de validación externa, sensación de no ser válida, poca capacidad para poner límites para evitar que vuelva a ocurrir y miedo a establecer nuevos vínculos. Si no me vinculo con nadie, nadie me abandonará.

Herida de injusticia

María entró y me dijo: «Patri, **acabo de ser madre y no me gustaría que mi hijo viviese lo mismo que yo**. No quiero hacerle el mismo daño que sufrí y necesito que me ayudes a sanar mi infancia para no traspasarle miedos ni inseguridades». Me pareció un acto de amor increíble. Hacia ambas personas.

> **Jo, qué maravilla que trabajéis en vosotras para cuidaros y para cuidar a vuestro entorno.**

Que hayas sufrido tú en el pasado no implica que tengamos que hacerlo con los demás en nuestro presente.

Sus padres la comparaban constantemente con su hermana mayor. «Tienes que ser como ella, estudia muchísimo más que tú. Saca todo notables y sobresalientes y tú te conformas con sacar solo seises. Ojalá te parecieses más a ella. Es mucho más ordenada, responsable, y no tenemos que estar encima suyo para que estudie. Ojalá te parecieses más a ella».

«Patri, me dolía muchísimo que me dijesen eso. Estudiaba mucho, pero nunca era suficiente para ellos. Intentaba recoger la habitación para que me diesen una palmadita en la espalda y solo recibía un "es tu deber tenerla así de recogida". No sabía qué más podía hacer para parecerme más a mi hermana y que me quisiesen como a ella».

En este caso, **la herida de injusticia que tiene María le recuerda que no es suficiente ni se merece que la quieran.** Además, tiene mucha rabia y resentimiento hacia sus padres, llegando incluso a no querer saber nada más de ellos porque conecta mucho con su infancia.

Decidir cuidarnos y querernos también es alejarnos de personas que tienen la etiqueta de familia, pero nosotras no las sentimos como tal.

Herida de traición

Jorge empezó a contarme que no confiaba en nadie.

Se sentía muy vulnerable cuando tenía que expresar cómo se sentía y todo se lo comía solito.

No necesitaba a nadie. (Esto es una falacia; vivimos en sociedad y, por supuesto, necesitamos tener una buena red que nos acompañe y apoye).

Viendo un poquito su historia personal, me confesó que cuando era muy pequeño había contado un secreto muy importante para él a su padre. Pidiéndole, además, que por favor no contase nada a nadie. Aunque su padre se lo prometió sin dudar, no fue lo que ocurrió. Llegó un día del colegio y su madre le preguntó justo por su secreto. **Él se empezó a sentir muy incómodo y con muchísimas ganas de llorar.** ¿Cómo alguien tan importante para él, en el que había depositado toda su confianza, le había hecho algo así?

No entendía nada. Imagínate, además, que tenía diez años. No contaba con muchas estrategias para poder enfrentarse a una situación así. Intentó hablar con su padre y recibió una frase que fue arrasadora:

PASADO

«No era para tanto tu secreto, así que se lo conté a mamá».

Lo que no llegó a saber nunca su padre es cómo se había sentido Jorge, ni mucho menos que había sido la única persona en la que había confiado. Desde ese momento, se prometió que no volvería a confiar. **Se construyó una supercoraza** que lo «protege» ante personas que le pueden hacer daño.

Esta coraza es un caramelito envenenado.

Es su mecanismo de defensa, de protección y cuidado, pero también una forma de evitar conectar con personas.

Todas sus relaciones solían ser más superficiales y rara vez llegaba a intimar con nadie. Se sentía solo. No era capaz de desahogarse. **Él es su mejor amigo, pero también el peor.** Se culpa continuamente por haber desvelado sus secretos, por no haber sido capaz de gestionarlo de otra forma y, ahora, por no poder tener amigos ni abrirse para buscar una pareja. Su emoción principal y con la que estaba más cómodo era la **ira** o el **enfado**.

Volvimos a conectar con ese peque herido, con la culpa y la decepción. Dejamos salir poco a poco a su parte más vulnerable. Y conectamos con ella. ¡Qué difícil es sentir la tristeza y aceptarla como parte de nosotras!

La coraza se hizo más y más pequeña cuando íbamos cumpliendo pequeños logros. Empezó a confiar en amigos que ya tenía. Expresaba cómo se sentía e incluso ponía límites para que viesen sus necesidades.

Y el enfado y la ira dejaron paso a nuevas emociones.

Este tipo de herida puede ocurrir en diversas relaciones, como la amistad, la pareja, la familia o el ámbito laboral. La traición puede manifestarse de diferentes formas, como mentiras, engaños, infidelidades, abuso de confianza o violaciones de los límites establecidos.

PASADO

Herida de rechazo

Irene me comentó que tenía un grupo de amigas en la infancia, muy bueno, y que, de un día a otro, habían pasado de ella. No querían saber nada y ella no entendía qué había ocurrido. No se acercaban en los recreos y ya no le decían de quedar. Estaba sola y con **mucha incertidumbre** de lo que había pasado. Ninguna nunca le comentó qué había ocurrido. Ella se echaba toda la **culpa** del problema. Intentó hablar con sus amigas durante todo el curso, pero eso solo la agotaba más y más.

En la actualidad, a Irene le ha marcado mucho esta situación. Siente **ansiedad al estar rodeada de mucha gente** o al intervenir en grupos grandes. Estas reuniones tiende a evitarlas porque le generan bastante malestar. Es su forma de protegerse, es el mecanismo de defensa que ha aprendido para no sufrir.

Prefiere una **interacción solo con una persona**. Le hace sentir mucho más cómoda. Y siente que puede ser ella, aunque le dé miedo.

Le cuesta horrores marcar límites y expresar necesidades.

Tiende a saltárselos siempre para que no la puedan rechazar. «Si hago todo bien y aguanto, nadie se alejará de mí». Esto, aunque *a priori* pueda parecer bueno para nosotras, es un arma de doble filo. Recuerda que los límites los pones por ti, no por los demás. Y las personas eligen si quieren estar a tu lado o no. No hay nada que puedas hacer tú. ¿Hasta dónde quieres implicarte? ¿Qué está en tu mano?

Herida de humillación

Carolina tuvo que mudarse junto con su familia a una ciudad distinta. Dejó a sus amigas de siempre y cambió su vida por completo. Llegó nueva a un colegio, donde los grupos ya estaban hechos, y a ella le resultaba difícil incluirse cuando no la ayudaban. Acabó los recreos sola o con la profesora. Si hubiese sido por ella, los recreos los hubiese pasado en clase haciendo deberes. Además,

PASADO

estaba las tardes en casa, porque no conectó con ninguno de los nuevos compañeros.

Un día llegó a clase y la metieron en un corrillo. Se sintió muy **incómoda** y **vulnerable**. Empezaron a **insultarla**, le recordaron continuamente que estaba **sola** y que seguiría estándolo y se metieron con ella. Al rato, llegó la profesora y fue incapaz de decirle nada de lo que había ocurrido. ¿Cómo iba a contárselo? Se meterían más con ella y el *bullying* no acabaría. Al salir de clase, sí que pudo contárselo entre lágrimas a su familia. Intentaba reprimirse siempre las ganas, pero ese día tenía **un dolor tan grande** que no pudo. Sus padres, «para quitarle hierro al asunto», comentaron que eran cosas de niños y que no era para tanto; que ya se cansarían.

A Cárol eso no le valía y se había vuelto a sentir sola. ¿Por qué no la apoyaban o la abrazaban?

Empezó a recordarse todos los días que estaba sola y que nadie la quería. Todas las palabras que le habían repetido en el colegio resonaban en su cabeza como si fuesen cada vez más suyas. Fue incluyéndolas, poco a poco, en su **diálogo interno**. Al final, se las creyó.

Autoestímate

Estas frases le hacían tanto daño que era incapaz de volver a conectar con nuevas personas. Y se cumplía lo que llamamos en psicología **profecía autocumplida**.

Una profecía autocumplida ocurre cuando una creencia que tenemos sobre nosotras mismas o sobre una situación influye en nuestra forma de actuar, lo que hace que la creencia se haga realidad.

Por ejemplo, en este caso, Carolina se siente muy sola y cree que nadie la quiere.

Ella no se vincula por miedo a que le hagan daño de nuevo y se rían de ella.

Esto lo que le devuelve es que vuelve a **estar sola**.

Para cambiar este sentimiento, aunque cueste muchísimo, hay que pasar a la acción. Exponiéndonos a nuestros miedos. De una forma gradual y pasito a pasito. Y con personas que nos transmitan confianza y nos ayuden.

Para concluir, **identificar estas heridas y conocerlas nos ayuda a mejorar nuestras relaciones afectivas** en nuestro presente. Que no hayamos podido gestionar estas heridas en el pasado no significa que toda nuestra vida vaya a estar condicionada por ellas.

No podemos modificar nuestro pasado, pero conocerlo y aceptarlo nos acerca a una mejor versión de nosotras en el presente.

¿Cómo me vínculo?

Cuando conocemos a una persona y empezamos a vincularnos de forma más emocional, pueden salir a relucir nuestras heridas. Y esto puede verse como:

Autoestímate

1. **Miedo al rechazo.** Si nos hemos sentido rechazadas durante nuestra infancia, es probable que vayamos con pies de plomo. Con muchísimo miedo, por si vuelve a suceder. Esto puede generarnos tanto miedo que incluso utilicemos la opción de la huida cuando nos mostramos más vulnerables o estamos intimando más. El miedo, a veces, nos llega a paralizar, y nos bloquea conocer personas nuevas y abrirnos emocionalmente a ellas.

2. **Dificultad para poner límites y establecer nuestras necesidades**. «Si hablo, la persona seguramente se vaya». Esto no es cierto, pero es tu mecanismo de defensa de evitación diciéndote que, si no nos vinculamos, no nos harán daño.

3. **Los conflictos no los gestionaremos de la mejor manera**. Está muy ligado al punto número 2. «No pondré límites porque va a generar un conflicto y segurísimo que me van a abandonar. Prefiero callarme y aguantar lo que venga. Así

nadie se enfadará conmigo». Si te decides por esta opción, a la que abandonas es a ti misma.

4. **Inseguridad**. «No he vivido en un entorno seguro en el que estuviese tranquila y eso hará que no me muestre tal y como soy».

5. **Ansiedad anticipatoria e hipervigilancia**. «Necesito estar alerta e hipervigilante para que nadie pueda hacerme daño». Esta condición de vigilancia hace que tu ansiedad se dispare y tengas a tu mente a dos mil por hora para poder darte todas las soluciones posibles ante un futuro hipotético. Es imposible que se te escape ninguna. Te hago un *spoiler*: hay muchos factores que no controlamos y que se nos van de las manos.

Invalidación emocional

Se refiere a la negación, minimización o desprecio hacia las emociones de las personas.

Autoestímate

Ana me explicó que en el momento en el que le contaba a su pareja que estaba agobiada porque tenía mucho trabajo y no sabía cómo gestionarlo, él siempre le contestaba que no era para tanto, que rebajase el ritmo y ya está.

Si te han dicho alguna de estas frases, lo siento, pero te han invalidado:

- No puedes ponerte así.
- No es para tanto.
- Deja de llorar.
- Ya estás otra vez con lo mismo.
- Relájate ya, que no es para tanto.
- Todos los días con lo mismo.
- No se te puede decir nada.
- Mira cómo te estás poniendo por nada.
- Te estás preocupando en exceso.
- No tienes razones para estar así.
- No entiendo que te moleste eso.
- Tienes que ser más fuerte.
- Deja de quejarte.
- Eres una dramática.
- Eres una exagerada.

PASADO

- Te sientes así por tu culpa.
- Hay cosas peores en el mundo.
- Deberías estar más agradecida con lo que tienes.
- Deja de cabrearte por eso.
- No tienes que seguir haciendo esto.
- No tiene que afectarte así.
- Ni que se te hubiese muerto alguien, chica.
- Hay personas que tienen una vida más dura que tú, y mira cómo estás.
- Es ridículo que hagas eso.
- Pasa del tema y aléjate.
- No es tan grave.
- Sonríe y pasa del tema.
- No le des más bombo.
- Madre mía, ¿de verdad estás así por eso?
- Tienes la piel muy fina.

También tendemos a invalidarnos a nosotras mismas.

Si tu diálogo interno es dañino y eres tu peor enemiga, espérate, que en el siguiente capítulo vamos a trabajarlo.

Frases hirientes e invalidantes de nuestro entorno durante la infancia

Empecemos con las frases que más he escuchado en terapia. Hay muchísimas más. Así que he seleccionado las más habituales.

Aceptamos que nuestros padres o nuestro entorno hicieron lo que pudieron con las herramientas que tenían, pero eso no justifica que nos hayan hecho daño.

Hay palabras, comentarios, etiquetas o frases que nos han marcado durante toda nuestra vida.

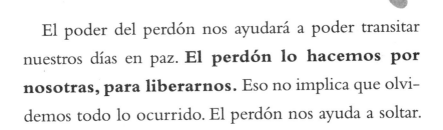

El poder del perdón nos ayudará a poder transitar nuestros días en paz. **El perdón lo hacemos por nosotras, para liberarnos.** Eso no implica que olvidemos todo lo ocurrido. El perdón nos ayuda a soltar. Nos hace sentir más libres.

PASADO

«Hasta que tú no te quieras, nadie lo hará»

El daño que hacen este tipo de frases a tu autoestima es brutal.

No hay una causalidad en ella. No porque te quieras va a aparecer tu mitad ni tu media naranja. Ni nadie que tenga que complementarte. **Empecemos a entender que no somos personas que nos tengan que recomponer ni llenar.** Somos personas imperfectas, sí, pero no necesitamos una persona que nos acompañe para ser felices. No somos puzles incompletos que otros tienen que terminar.

Tener ese pensamiento causa mucha frustración y rabia. Aparte de una constante ansiedad anticipatoria intentando encontrar a esta persona tan esencial en nuestra vida.

Además, nos presionamos con amarnos de forma incondicional para que aparezca nuestro amor. Porque, si no, no nos lo merecemos. **Y merecemos que nos**

quieran siempre, aunque estemos construyéndonos a nosotras mismas.

Ojalá nos demos cuenta de que la única persona esencial y que necesita de nuestro cariño y amor diarios somos nosotras mismas.

«Con ese carácter, nadie te va a soportar»

Utilicemos el traductor: **si no cambias, nadie va a querer estar a tu lado.** Vas a estar más sola que la una y nadie, repito, nadie, te va a querer.

Tener un carácter fuerte lo vemos como algo negativo y muy malo. Sobre todo, si queremos ser válidas y queridas. **Pero, amiga, tener carácter no es nada malo.** Malo es no valorarte ni mostrar tus límites a nadie por miedo a que no nos soporten. Modificaremos la manera en la que hablamos, por ejemplo, si es agresiva, pero no optaremos por ser pasivas a la hora de actuar. Porque eso nos dejaría en el último escalón de nuestra pirámide. Volveríamos a reforzar el pensamiento de que no somos suficientes ni válidas y que nadie nos querrá nunca. Y habría que volver a empezar.

«Tienes que ser perfecta. Saca todo dieces. Es lo único que tienes que hacer ahora»

La presión y ansiedad están muy presentes en esta frase. ¿Qué ocurrirá si la menor no saca un diez en el examen? ¿Crees que se sentirá segura contándoselo a sus padres? Claro que no. Va a evitar contárselo y, cuando lo haga, esperará una reprimenda tan gorda que no va a pisar la calle durante mucho tiempo.

La lección de que solo tienes que estudiar y debes esforzarte porque es lo único que has de hacer ahora nos invalida todo lo demás. Eso contando con que saquemos buenas notas, pero ¿y si no es así?, ¿o no es la nota que tus padres o referentes esperan?

Tienes que dejar de ser una niña con inquietudes, las ganas de salir con sus amigas y las nuevas actividades que te gusten para centrar todas tus energías en el colegio.

Esto no es bueno. No podemos reducir si una niña es buena, responsable o mala solo al hecho de no sacar unas notas excepcionales.

Además, me quedo con el pensamiento de que solo me querrán si soy buena estudiante. **No por ser yo.**

«¿Qué habrás hecho para que tus amigas se alejen de ti?»

La invalidación es la reina en esa pregunta. Si te fijas en el diálogo que tienen estas personas contigo, en ningún momento te preguntan qué tal estás, cómo ha sido esa despedida para ti, cómo te has sentido o por qué has decidido tomar esa decisión.

La única responsable según esa frase eres tú. Te sientes una fracasada y, además, si no tienes amigas íntimas o amigas en las que confiar, la culpa es tuya. Y ya ni hablemos si no tienes una relación de amistad desde que eres muy pequeña. **Marcar el fin en una relación es durísimo.** Imagínate si encima nos ponemos

PASADO

un lastre de pensamientos horribles hacia nosotras mismas.

Si tu hija, hermana o amiga te contase algo así, ¿serías igual de dura?, ¿la tratarías igual?

Si no es así, **¿por qué lo haces contigo?**

Algunas amistades no son duraderas y es necesario alejarse. Y eso no te hace peor persona. Si no compartes los mismos valores, ritmos o vuestros caminos se separan por alguna razón, es válido que te alejes.

Recuerda que eres la dueña de tu vida y de tus decisiones.

¿Cómo puedo validar a las personas?

Sabiendo el daño que hacen las invalidaciones cuando hablas, es normal que necesitemos saber cómo podemos ayudar a las personas que se abren en canal con nosotras.

Para ello, podemos decirles:

- Entiendo que lo estés pasando mal, ¿puedo ayudarte con algo?

Autoestímate

- ¿Quieres que pensemos soluciones o que te escuche?
- Es una situación muy difícil la que estás pasando. Lo siento mucho.
- Estoy aquí para lo que necesites.
- Gracias por contármelo.
- Llámame cuando lo necesites.
- Si quieres que volvamos a hablar del tema y me cuentes cómo te has sentido, estoy aquí.
- ¿Puedo hacer algo para que te sientas mejor?
- Puedes contar conmigo para lo que necesites.
- Te voy a apoyar en la decisión que quieras tomar.
- ¿Quieres que te dé un abrazo?
- Gracias por abrirte conmigo. Entiendo que es difícil contarlo.
- Lo siento mucho.
- Todas tus emociones son válidas.
- No voy a juzgarte, no te preocupes.
- ¿Necesitas un abrazo?
- Voy a estar a tu lado.
- Si no quieres hablar, lo entiendo. Me quedaré a tu lado el tiempo que necesites.
- Te entiendo.

PASADO

Antes de anticiparnos a dar una respuesta cuando alguien nos cuenta un problema, pregunta qué necesita de ti. ¿Quieres que te ayude a buscar soluciones o necesitas que solo te escuche?

Si te contesta que necesita que la escuches, es **MUY importante** que esa escucha sea activa. Si estoy contándote algo y tú estás a tu bola con el móvil mientras asientes con la cabeza, siento que mi problema no importa o que no interesa. Y **es probable que deje de contarte las cosas**. Si de por sí me cuesta quitarme la coraza, imagina si encima recibo esa sensación.

Practica la escucha activa:

· Entiende lo que te está contando.
· Presta atención y haz preguntas, si las necesitas, para saber más sobre el tema.
· No le des soluciones si no te las ha pedido.
· Muestra interés.
· Intenta mirar a los ojos.

Te muestro un error muy común en nuestras conversaciones.

Muchas veces, al ver que la otra persona está sufriendo, tendemos a quitarle el malestar lo más rápido posible. Damos todas las soluciones que a nosotras nos han servido o las que creemos que esa persona necesita. **Pero esto no evita su malestar, evita el nuestro. Apoyar es escuchar y validar.** No centrarnos en nuestras vivencias. La persona no necesita que hablemos de nosotras, sino de ella. Espera tu turno.

A mi niña interior

Mi niña interior es un concepto muy bonito a la par que doloroso.

Todas las personas contamos con la nuestra y se refiere a la representación de todo lo vivido durante la infancia. Tendremos recuerdos agradables, como por ejemplo jugando con amigos o familia en el parque, y otros que son desagradables, como abusos, *bullying*, etc. Como verás, cada persona tiene su niña interior y no se parecerá a la nuestra. Cada persona vive las situaciones a su manera. Si hemos vivido una separación de nuestros referentes, pero era un ambiente muy difícil, con gritos y peleas, es probable que lo recordemos como agradable porque ya ha acabado ese malestar.

Si hemos sufrido y nuestra infancia no ha sido como en las películas de Disney, no va a ser fácil. Pero te prometo que sanar a tu niña hará que tu adulta esté más tranquila.

Hay muchos momentos de nuestra vida adulta en los que sale nuestra niña pequeña.

Quizá con seis, ocho o diez años. Cuando no sabemos vincularnos y tenemos miedo a que nos abandonen y a quedarnos solas. Tu niña tiene un pánico atroz a que vuelva a ocurrir. Sufrió tanto que ahora tiene una coraza tan grande que nadie puede traspasarla.

Autoestímate

Para poder conectar con ella, nos ayudaremos de una foto nuestra de esa edad. Conecta con esas emociones y con esa peque. ¿Qué te gustaba? ¿Eras feliz en esa foto? ¿Qué estaba pasando?

Me acuerdo de una paciente que había conectado tan bien con su niña que era capaz de sentarse con ella a comer un bocata de mortadela porque era su merienda favorita. Consiguió que se sintiese tan cómoda con ella misma de adulta que fue capaz de ver algo de luz entre tanto dolor. A veces, necesitamos conocer cómo era nuestra pequeña y qué le gustaba para conectar con ella. Si te gustaban las galletas de chocolate, imagínate con ella comiéndolas o paseando a la mascota que teníais.

Ser muy conscientes de nuestra niña interior nos va a permitir cuidarnos en el presente.

En muchos casos, nuestra niña ha sufrido mucho y ha tenido que vivir situaciones muy dañinas. Ojalá nos hubiesen cuidado y mimado con tanto cariño como lo

PASADO

vamos a hacer en este capítulo. **Vas a conocer cómo es tu niña interior y a sanarla.**

Lo siento

Imagínate un segundo a tu yo de pequeña. Quizá con ocho o diez años. Si te ayuda, puedes cerrar los ojos para tener una imagen clara de cómo estaba siendo esa parte de la infancia que te ha venido a la mente cuando hemos pensado en ella.

· ¿Cómo te la imaginas?
· ¿Estás acompañada de alguien más?
Si es así, ¿de quién?
· ¿Con qué emoción te recuerdas?
· ¿Cómo va vestida? ¿Estabas cómoda?
· ¿Dónde estás: en tu habitación, en la playa, en el campo...?

Autoestímate

Si quieres, además, puede venirte bien dibujar la imagen que te ha venido a la cabeza tras estas preguntas, por si tenemos que recurrir a ella en otro momento.

Me gustaría que pensases durante unos minutos **cómo te sentías, si estabas cómoda en esa situación que acabas de recordar**. ¿Hubo algo que necesitases que no tuviste? Puede que no sea un «SÍ» rotundo, pero un «puede ser» también es completamente válido. A veces, no nos paramos a pensar en nuestra infancia, y menos si no ha sido como nos hubiese gustado.

Recuerda situaciones que te hayan dolido o en las que no hayas estado del todo cómoda. **Es muy normal que pueda costarnos recordarlo.** Tómate tu tiempo. Puede incluso que, durante nuestra vida, nos hayamos sentido culpables por todo lo que hemos vivido y que quizá hayamos pensado que la **responsabilidad** era nuestra por no haber sabido **marcar límites**.

Siento que hayas tenido que sufrir, que no tuvieses a nadie que te cuidase como te merecías. ¡Pero eso te prometo que va a cambiar!

PASADO

Mi heroína

¿Cuántas veces has recordado tu pasado deseando que alguien apareciese y cambiase el final? ¿Que alguien llegase y te salvase de todo lo que estabas viviendo? ¿O ser esa persona a la que cuidaban y mimaban de pequeña?

No podemos cambiar el pasado, pero sí sanar nuestras heridas.

Si ponemos una tirita a una herida sin limpiarla antes, es muy probable que acabe infectándose.

Una pauta que me gusta mucho realizar en terapia es devolverte que puedas ser tu propia heroína. Tenemos el foco en el exterior, buscando la mejor persona que pueda sostenernos. Olvidándonos de que **ahora somos adultas y podemos salvarnos**. Te explico cómo.

Escríbete una carta, desde la autocompasión, desde el acompañamiento, desde el cariño.

Autoestímate

La autocompasión es una cualidad importante y necesaria que implica tratarse a una misma con ternura, comprensión y aceptación, especialmente en momentos de dificultad, dolor o fracaso.

Nunca la escribas desde la culpa o el ataque. Esto solo haría que nos sintiésemos con mayor malestar y no queramos recordarlo.

Te cuido, te perdono y te quiero

Hiciste lo que pudiste con las herramientas que tenías y con las que te enseñaron. Aprendiste que tus emociones no eran válidas y que era mejor mantenerse en la distancia. Sin que nadie se diese cuenta de que estábamos. O, si éramos vistas, que fuese por algo bueno, por supuesto.

Nos hemos dado de bruces mil veces intentando demostrar que éramos buenas y válidas

para ser queridas. Eso no ha hecho que nos quisiesen, sino que acabásemos agotadas. Así, preferíamos «no dar problemas» y colgarnos la etiqueta de niñas independientes y muy maduras para su edad. ¿Cómo no iba a ser así, si mis figuras no me sostenían ni me ayudaban con mis necesidades? Tus mantras son: «Puedo con todo», «Mejor lo hago yo sola», «No necesito su amor y cariño», «Ellos son así».

Lo entiendo perfectamente. Pero, si te das cuenta, minimizamos todo el daño que hemos sufrido. Y lo justificamos.

 ## Abraza tu dolor, tu niña y tu parte más vulnerable.

Muchas veces te has planteado por qué tu familia no era igual que la de tu amiga. Por qué no has tenido la suerte de tener unos referentes en los que confiar. Por qué ellos no te daban el mismo amor que recibía ella. E incluso pensaste que algo malo tenías para no merecer ese amor. Lo siento muchísimo. **Te mereces que te quieran BIEN.** No con migajas. Quizá eso también lo minimizamos en nuestras próximas relaciones. Pero eso lo veremos en el próximo capítulo.

Carta a mi niña interior

Hola, peque.* Hace mucho que no te escribo. Y es que, para serte sincera, esta carta me cuesta mucho. No es algo que solamos hacer a menudo ni nadie nos enseña.

Te quería agradecer todo lo que has luchado. Gracias por sostenernos tan bien, aunque a veces tuvimos que hacerlo solas. Y eso nos dolió (y nos duele) mucho. Gracias por exponerte, aun con miedo, a todo lo que nos aterrorizaba, como sentirnos vulnerables y querer.

Llorar no es malo. Ojalá lo hubiera aprendido antes. Llorar delante de personas nos sigue costando un poco, pero nos vamos dando cuenta de que la gente no nos va a hacer daño por eso. Y nos suelen abrazar y apoyar.

---

* Modifica esta carta a tu peque adecuándola a tu historia. Recordarla, abrazarla y quererla sana.

PASADO

¡Qué gusto, peque! Ojalá lo hubieses sentido tú también. Pero recuerda que yo te abrazo siempre.

Gracias por exponerte y abrir nuestras heridas con las personas que quieres. No es fácil. Es normal que no te sientas cómoda con todas las personas que conoces. Y no somos malas por ello ni hay nada malo en nosotras. Eso lo estamos cambiando.

Mira hasta dónde hemos llegado. Es increíble. Sin ti, esto no hubiese sido posible. Es verdad que ha sido un camino muy difícil y que no desearíamos a nuestra peor enemiga, pero lo has hecho genial. Estoy orgullosa de ti. Te quiero mucho.

Posdata: Enhorabuena. Lo hicimos genial con las herramientas que teníamos en ese momento.

Tras este viaje que hemos vivido juntas abordando el pasado, puedes haber analizado eventos significativos, emociones y decisiones que han dado forma a tu identidad. Al explorar nuestra historia personal, podemos identificar patrones de comportamiento, creencias y reacciones que influyen en nuestro presente.
Dedica un tiempo, cuando estés preparada, para poder abordarlo y darle lugar para poder sanar.

....
....
....
....
....
....
....
....
....
....
....
....

2
Presente

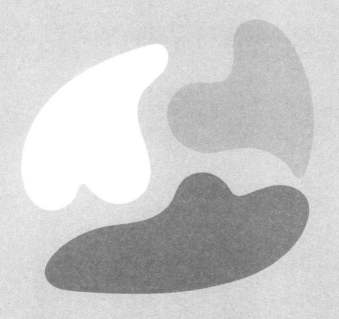

¿CÓMO SOY?

Antes de empezar este capítulo, me gustaría que pensases en **tres personas imprescindibles para ti.** Las que no borrarías por nada del mundo y que sabes que estarán a tu lado si las necesitas.

¿Has pensado ya quiénes forman tu lista? Date unos minutos de tranquilidad para pensarlo. No corras. Es importante. No continúes leyendo si no has pensado en tus personas imprescindibles.

Para hacerlo un poco más complicado, **vamos a darles un lugar y una prioridad a cada una de ellas.** Dibuja una pirámide y divídela en dos etapas y su vértice. Escribe en qué lugar está cada una de estas personas en las que has pensado. ¿Quién está abajo y quién forma parte del vértice?

Autoestímate

¿En qué lugar estás tú?

No te preocupes si no estás en esa lista, porque tienes el libro perfecto que te ayudará a ponerte en ella. **No te machaques. No te juzgues.** Dale lugar a ese dolor y esa tristeza, todas las emociones son completamente válidas. Abrázate. **Cierra los ojos y repítete que todo puede cambiar.** Que haya sido así durante tanto tiempo duele muchísimo.

Pero estamos en el camino.

 Vas a ser tu lugar seguro, poco a poco.

Enhorabuena, también, por estar rodeada de personas maravillosas en las que confías. Y las que sabes que estarán a tu lado cuando haya momentos felices y conflictos. **Tener una red de apoyo es muy importante y necesario para cuidarnos.** Y dejar que nos cuiden un poquito. Aunque a veces cueste. Es posible que hayamos aprendido que lo único que debíamos hacer era cuidar de los demás.

PRESENTE

Constantemente buscamos conocer a nuestro entorno, saber qué necesitan, cómo podemos ayudarlos y cómo podemos estar presentes y quererlos. En este caso, **nuestro foco es externo**. Nos estamos focalizando en las demás personas y nos olvidamos de lo más importante que tenemos: **nosotras**.

Además, vivimos en un mundo de tanta inmediatez, de búsqueda de refuerzos constantes y de sensaciones espectaculares, que **nos olvidamos de estar presentes** en nuestro día a día. Por ello, nos olvidamos de priorizarnos y darnos nuestro lugar en este caos. **Y pasamos de vivir a sobrevivir.**

¿Cómo sé si estoy viviendo o sobreviviendo en mi día a día?

Si estás viviendo, significa que estás siendo **plenamente consciente de lo que estás haciendo** en cada momento. Disfrutas viendo una película, puedes leer, quedas con tu entorno o te preparas con mucho gusto tu plato favorito.

Aquí estás en un coche y en carretera. **Estás eligiendo por dónde ir y hacia dónde dirigirte.** Ves los carteles y te focalizas en los que te interesan para poder llegar a tu destino. Y al final, aunque el camino pueda ser más o menos fácil o difícil, siempre llegas.

Vivir en piloto automático o estar sobreviviendo significa no ser consciente de lo que estamos haciendo. Incluso habrá momentos en que pensemos: «¿Cómo he hecho este recorrido? ¿Cómo he llegado hasta aquí?». O «¿Para qué había venido aquí?». Si te das cuenta, no nos acordamos de lo que nos ha motivado a dirigirnos a ese lugar. **No estamos en el aquí y el ahora.** Nos desconectamos de nuestras emociones, que pasan a estar disociadas.

> La disociación es un mecanismo de defensa aprendido en la infancia. Nos hemos desenchufado para que no doliese (tanto). Nuestra mente no era capaz de gestionar ese sufrimiento y se ha desconectado. Aunque eso nos haya ayudado, es un arma de doble filo. No conecto con ninguna emoción, sea cual sea.

PRESENTE

El otro día llegó a consulta un paciente que no recordaba nada de su infancia. En su línea de vida no escribió ciertos hechos muy dolorosos de su niñez.

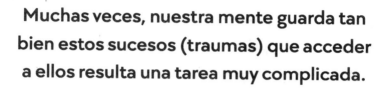

Muchas veces, nuestra mente guarda tan bien estos sucesos (traumas) que acceder a ellos resulta una tarea muy complicada.

Le mencioné si recordaba a su peque en alguna situación del colegio. Me comentó que había sufrido *bullying* y se lo había guardado para «no molestar o incordiar». De pequeño pensó que era buena idea evitar el tema y lo sigue haciendo. «Si no lo cuento, no existe». **Pero necesitamos contarlo, restructurarlo y cuidar a nuestra peque para poder avanzar.** La infancia tiene mucho más peso del que pensamos.

¿Cómo dejo de estar en piloto automático?

Si has aprendido que la mejor manera de vivir es sobrevivir, te voy a enseñar cómo **empezar a conectar**

poquito a poco. Requiere práctica y tiempo para ti. Comenzaremos con unos cinco o diez minutos al día. Parece poco, pero, si no hemos conseguido conectar en tanto tiempo, ahora no vamos a ir rápido. Es como querer correr antes de andar. Hay pasos previos que nos saltamos y no nos beneficia en absoluto.

Conecta con tus emociones y contigo misma

Tu rueda de las emociones

La rueda de las emociones de Robert Plutchik es una herramienta muy útil para entender cómo se relacionan y combinan las diferentes emociones. En su modelo, las emociones se organizan en un círculo, donde cada emoción básica puede intensificarse o mezclarse con otras para formar emociones más complejas.

Aquí tienes todas (o casi todas) las emociones que puedes sentir. Recurre a ella cuando quieras. **Ahora mismo, ¿qué emoción predomina en ti?**

Hacer un escáner corporal de cómo te sientes te permitirá ser consciente de tus necesidades.

PRESENTE

La rueda de las emociones y los sentimientos

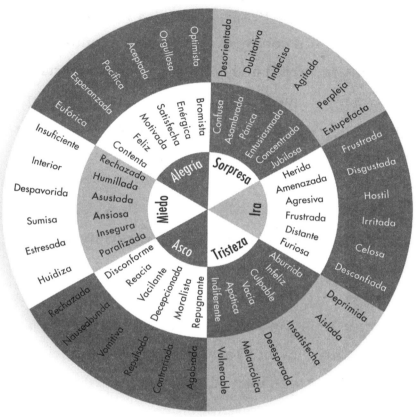

Haz un pequeño escáner de cómo estás. ¿Dónde sientes el enfado o ira? ¿Y la tristeza? Si ves que empiezas a tener ansiedad porque te sudan las manos, intenta darle lugar y gestionarla cuanto antes. No esperes a que te dé un ataque de ansiedad. Si ante un conflicto te tensas mucho, tu cuerpo te está indicando que no estás cómoda y no es momento de continuar con la discusión. Necesitas parar.

Cada persona tiene sus estrategias y a cada persona las emociones le aparecen de una forma determinada. **Conoce las tuyas y cómo actúas ante ellas.**

Aquí y ahora: ducha consciente

¿Cuántas veces te has ido a la ducha pensando que tenías cinco minutos? ¿Cuántas veces te has preguntado si te habías enjabonado o si ya habías acabado?

¿Cuántas veces te encuentras pensando todos los quehaceres que tienes en el día mientras estás dentro de la ducha?

¿Cuántas veces ves la ducha como un acto sin más y sin disfrute y no como tu momento de relajación y autocuidado?

Si algunas de estas frases parece que se han hecho para ti, vamos a darle la vuelta a la tortilla. Con esos cinco minutos de ducha, nos podemos cuidar mucho. **Deja en una hoja gestionados todos los «debería»** que tienes para ese día. Plasmarlos en un papel hará que se eliminen de nuestra mente. Y nos desahogaremos bastante. **Tendremos menos carga mental.**

Métete en la ducha con intención de tener atención plena a lo que estás haciendo. Si tu mente se va a pensar qué debes hacer después, recondúcela al momento presente. ¿Cuánto tiempo hacía que no te dabas una ducha tan plena y tan consciente? Enjabónate con caricias y cariño. Sin prisa. Ya hemos dicho que son cinco minutos y vamos a conectar con nuestro cuerpo.

No vayas con prisa. Como te digo, al desconectarnos, nos va a costar un poco más. Pero volverás a disfrutar de todo lo que haces o hacías antes.

Si no te concentras, no te fuerces, intenta realizar una actividad que sepas que te gusta y que te apetece.

Herramientas que te ayudan a dedicarte tiempo y cuidarte

Lista de cosas diarias que te gustaría hacer. Escríbelas e intenta ir una a una. Si forzamos yendo a todas a la vez, te frustrarás. Cuando las tengas listas y completas, márcalas o subráyalas.

Ratitos para ti al día para tu disfrute. De veinticuatro horas que tiene el día, dedicarte diez minutos debería de ser algo sencillo y rápido, ¿verdad? Pero no suele ocurrir así. Aprendemos a dedicar tiempo a las demás personas y en ningún momento nos enseñan que deberíamos tener un ratito al día con nosotras mismas. Si no puedes empezar por diez minutos, redúcelo hasta el tiempo que necesites. Escríbetelo en tu agenda y, si fuese necesario, ponte una alarma para dejar lo que tengas para disfrutar de TU MOMENTO.

Leer o ver una película. No se puede practicar en atención dual, no podemos ver una película si estamos pendientes del móvil o de qué necesitamos comprar para hacer la comida. Nuestra atención tiene que estar plena en el momento que vivimos. Sin irnos al futuro hipotético.

Objetivos a la semana. En el cuaderno que hemos preparado desde el principio del libro, y que espero que tengas bien cerquita, anota tus objetivos o los planes que te gustaría completar. Si los apuntamos, nos los quitamos de la cabeza, reduciendo así nuestra carga mental. Estar continuamente pensando todo lo que nos queda por hacer de cara al fin de semana nos agotará mentalmente.

Escuchar música sintiendo lo que dice la canción. ¿Sabes esa sensación de repetir una y otra vez la misma canción porque no la hemos disfrutado demasiado?

Conecta con tu cuerpo. Divídelo por partes durante los días de la semana. Así será mucho más fácil. Sabemos que tenemos pies porque nos permiten andar, ¿pero hace cuánto no eres consciente de ellos? Te puedes dar un masaje con una crema que te encante y disfrutarlo.

Me siento desbordada

 ¿Sientes que hay días que te desbordas y no sabes por qué?

Autoestímate

¿O que tienes una situación que, *a priori*, no debería ocasionar un malestar muy alto y en ti es un bajón enorme?

Recuerdo el día que vino Paula a sesión diciendo que no sabía qué le ocurría, pero que había situaciones que le hacían desbordarse emocionalmente. Lloraba mucho y no era capaz de calmarse. Era un berrinche muy parecido al que sentía cuando era pequeña. Y tras ello tenía un par de días un embotamiento mental o una resaca emocional. Indagamos mucho en su infancia y en lo que actualmente le estaba costando gestionar. Fuimos poco a poco. No podemos gestionar una situación que nos genera un malestar de grado nueve o diez de primeras. Necesitamos tener herramientas y pautas para después sostenerlo e intervenir en ello.

Los traumas que tenemos se parecen a un juego de piezas que debes juntar y montar para formar un objeto. Cada pieza, en solitario, puede no tener ningún sentido. Pero, cuando las juntamos, forman nuestro trauma.

Imagina que esa pieza con la que nos encontramos es una forma de mirar que nos aterra o que nos abra-

PRESENTE

cen por detrás. Son actos que parecen insignificantes, *a priori*, pero que nos llevan directamente a la situación que experimentamos y que tanto nos dolió o que vivimos con pánico.

Vuelve a la ruleta de emociones que hemos visto antes. ¿Qué emoción o emociones tienes ahora mismo? Si puedes, escríbelas en tu cuaderno. Intenta conectar a diario con ellas.

Que hayas vivido desconectada mucho tiempo no implica que no podamos revertirlo y sentir. Mereces vivir conectada.

Imagina una regleta de enchufes. A tu manera. Quizá te la imagines blanca, con un botón rojo y con cuatro o cinco agujeros. Esa regleta se asemeja mucho a nuestro cerebro y nuestras conexiones con nuestras emociones. Si la hemos apagado y quitado de la corriente, no sentiremos nada. Estaremos desconectadas.

Cuando empezamos a conectar poco a poco, estando en el momento presente y preguntándonos cómo nos hace sentir, estaremos conectando la corriente y encendiendo nuestro piloto rojo. Si sentimos la emoción, habremos conectado el enchufe. Incluso nuestra regleta se puede llenar de emociones en una sola situación. Las emociones no son excluyentes. Una separación puede ser dolorosa y generarnos alegría y orgullo por haber dado el paso. Cada persona vivirá las situaciones a su manera. Por ello, es tan importante no invalidar a la persona cuando se desahoga con nosotras.

¿Qué tienes en tu mochila?

Cada persona tiene su pequeña o gran mochila a la espalda.

Tenemos piedras que hemos ido recogiendo durante toda la infancia.

Algunas pesan más y otras menos. Algunas, incluso, no nos pertenecen, pero nos las hemos guardado. Conocer cada una de estas pequeñas o grandes piedras hará que tus vínculos mejoren.

Piensa cómo ha sido tu infancia. ¿Te ha resonado lo que hemos hablado anteriormente? ¿Puedes ir dibujando cada una de las piedras que nos hemos ido metiendo en la mochila? Algunas las estamos reflejando en nuestra edad adulta. Además, como te digo, **hay algunas que nos han metido en nuestro saco y no son nuestras**. Por ejemplo: tengo toda la culpa de la separación de mis padres. En este caso, la piedra de culpa es gigantesca y nos está haciendo muchísimo daño. Aceptar que no es nuestra culpa y repartir la responsabilidad hará que esa piedra se reduzca e incluso que la podamos soltar. En mi mochila meto mis decisiones, mis emociones, mis sentimientos y todo lo que está en mi mano. Todo lo demás, fuera.

Autoestima y autoconcepto

Dos conceptos muy relacionados y necesarios en nuestra vida son el **autoconcepto** y la **autoestima**.

La autoestima la creamos cuando empezamos a socializar. Esto ocurre en nuestra infancia temprana, más o menos a los cuatro años. Comparamos nuestro «yo real» y nuestro «yo ideal» con nuestro entorno. Y desde ahí nos creamos una valoración sobre nosotras mismas. Por supuesto, esta puede ser positiva o negativa. De ahí, y junto con la evaluación que hagamos de nosotras, obtendremos una «alta autoestima» o «baja autoestima».

¿La autoestima cambia? Sí. Es posible cambiar la evaluación que hacemos de nosotras mismas. Esta es fluctuante y cambia a lo largo de nuestra vida. Tal vez, nos recordemos en situaciones muy empoderadas y, en otras, nos cueste muchísimo vernos bien.

Factores que influyen en la autoestima:

· Experiencias de vida.
· Relaciones interpersonales.
· Logros y fracasos.
· Influencias sociales y culturales.
· Comparaciones con los demás.

El autoconcepto es el conjunto de creencias y percepciones que una persona tiene sobre sí misma. Aquí incluimos aspectos como las características personales, habilidades, roles sociales, valores y objetivos.

PRESENTE

Factores que influyen en el autoconcepto:

· Experiencias personales.
· Influencia de otros (familia, amigos, sociedad).
· Comparaciones sociales.
· Logros y fracasos personales.

Nuestro entorno tiene mucha influencia en nuestro autoconcepto, que, como vemos, repercute en la forma de valorarnos. Las **etiquetas de nuestra infancia** también tienen un gran peso en nuestra autoestima. Si continuamente nos han dicho que no somos válidas o no hemos sido vistas por nuestros referentes, pensaremos que no merecemos que nos den amor. **Que no somos buenas.** Si nos han comparado mucho con nuestra hermana o amiga, ocurrirá igual. Tenderemos a buscar el refuerzo de nuestro entorno de la manera que sea para ser validadas, pero posiblemente acabaremos pensando que no somos suficientes. Porque para nosotras tampoco lo es.

«Nunca llegaré a tener el cuerpo tan bonito como el suyo». «Nunca conseguiré llegar a ser igual de profesional que ella».

Nos han enseñado que la persona con la que compararnos está fuera. Y en realidad está justo leyendo este libro. Compara tu camino con tu propio recorrido. Recuerda cómo eras hace unos años y todo lo que has cambiado y, seguramente, mejorado. **Estás en el camino.** Recuérdatelo las veces que necesites.

Mi diálogo interno

¿Podrías definir con una palabra **cómo es tu diálogo interno** y cómo te tratas? ¿Alguna vez lo has escrito en un papel para ser realmente consciente de las palabras que te dedicas a diario? Si quieres ver cómo te hablas, es la mejor forma de plasmar la realidad.

El diálogo interno se refiere a la **conversación constante** que tenemos con nosotras mismas en nuestra mente. Este diálogo puede ser positivo, neutro o negativo y tiene un impacto significativo en cómo nos sentimos y nos comportamos.

Trabajar nuestro diálogo nos ayudará a entender las diferentes «partes» que componen nuestra mente y cómo interactúan entre sí.

¿Te dirías todo lo que has escrito en el papel, pero a la cara, mirándote en el espejo? ¿Serías capaz de decírselo a tu familia, pareja o a amigas? Si no es así, **¿por qué se lo dices así**, con esa intensidad y ese odio, **a la persona más importante de tu vida**?

Pauta del saco de boxeo

Elena es una mujer adulta que día tras día se machacaba porque **«no era suficiente»**, **«no era válida»**, y solo la reconocían desde su rol de **salvadora y cuidadora**. Cuando dejaba de «estar» tan presente, su entorno la recriminaba y volvían a aparecer sus fantasmas de **«voy a acabar sola por comportarme así»**. Esto, por supuesto, no era para nada así. No era una causa-efecto. Pero su entorno le hacía invalidaciones y la manipulaba si ella intentaba **marcar límites**. Así que, de forma inconsciente, se los saltaba para aliviar ese malestar tan atroz que sentía.

—Duele mucho sentirse así —le decía yo—. Entiendo que es una situación muy dolorosa y te motiva a **eliminar los límites** que hemos puesto para **evitar el malestar**. Pero recuerda que los pones por ti, por tu autocuidado; no por ellos.

—Claro, intento ponerlos porque me vienen todos los **pensamientos intrusivos** de que no soy buena ni válida, o de que les estoy fallando siendo así.

—Recuerda ese momento en el que empezó todo. Recuerda a tu Elena de niña, a la que le decían todas esas frases. **¿Cómo se sentía?** —le pregunté.

—Estaba muy **triste** y se sentía **culpable**. No entendía por qué se lo decían si no paraba de hacer miles de cosas para que viesen que era **válida y suficiente**. Pero, aun así, no les valía.

Cuando nos viene a la mente **nuestra niña**, nos genera **mucho dolor**. Pero esa peque no tenía las herramientas que tienes ahora. Ni sabía cómo gestionar esa situación.

Y nos genera mucha culpa, porque ahora lo estamos viendo con nuestros ojos. Con nuestras gafas de nues-

PRESENTE

tro presente. **Pero recuerda que ella no sabía todo lo que sabes ahora.** Ojalá. Ojalá hubiesen visto el daño que te hacían.

Al responsabilizarla de la situación o de haber aguantado (recuerda, sin herramientas), la estamos juzgando y criminalizando. ¿Lo harías igual con un bebé de seis meses que no sabe andar, sabiendo que realmente no es lo que puede hacer porque no tiene herramientas para conseguirlo? Si no es así, **¿por qué lo haces contigo?**

Cuando ocurre esto, se parece mucho a un saco de boxeo. Todas las frases están ahí. Expuestas dentro de nuestro saco como si fuesen etiquetas. Al recordárnoslas y al machacarnos con ellas, no estás luchando contra el saco y todo lo que lo sostiene, sino contra tu pequeña. Dentro del saco está tu niña, recibiendo de nuevo todo lo que has soportado en tu vida. Si es algo que rechazamos, detestamos y nos duele, ¿por qué insistimos tanto en decírnoslo?

¿Crees que te motiva el hecho de humillarte y comentarte todo lo que te hace daño? ¿Piensas que habrá un cambio en ti si te hablas de esta manera, con este desprecio y daño?

Autoestímate

Ve de la mano con tu niña, como un GRAN EQUIPO. No como rivales.

Es una lucha que tenéis que combatir juntas, no entre vosotras.

¿Te conoces a ti misma?

¿Te has parado a pensar qué virtudes y defectos tienes? Seguro que sí. (Y puede que seas superconsciente de los defectos que tienes y de la rabia que te genera tenerlos).

Pero actualmente, justo en este momento, ¿cómo te definirías?

- ¿Qué logros tienes?
- ¿De qué estás orgullosa?
- ¿Qué cambiarías?
- ¿Estás cómoda con la vida que tienes?
- ¿Eres feliz?

PRESENTE

Muchos de nuestros aspectos los sabemos por nuestro entorno. «Soy una persona muy sensible, soy un culo inquieto, soy muy mandona, estoy siempre cabreada…». Y muchas veces nos condiciona **esta etiqueta** durante toda nuestra vida. Y nos puede llegar a dar miedo conocer a nuevas personas por el qué pensarán o dirán; o si piensan de la misma forma.

Recuerda que esa frase que nos han dicho no nos representa. **Somos muchísimo más que eso.** Eres una persona maravillosa, con aspectos con los que quizá no estemos del todo a gusto, pero podemos modificarlos para que mejore tu bienestar.

> Compara tu «YO REAL» frente a tu «YO IDEAL».
> Dibuja en un cuaderno o un folio cómo te percibes físicamente. Además, escribe qué aspectos o valores tiene tu «yo real». Después, da la vuelta a la hoja. Dibújate tal y como te gustaría verte. Y escribe todos los aspectos que te encantaría tener.

Autoestímate

- ¿Cuáles son los valores y creencias que admiras y a los que aspiras?
- ¿Cómo se comparan con los valores y creencias que realmente guían tu vida?
- ¿Qué habilidades y fortalezas te gustaría tener en tu «yo ideal»?
- ¿Cuáles son tus habilidades y fortalezas reales en este momento?
- ¿Cuáles son tus debilidades y cómo te afectan?
- ¿Cómo te gustaría ser percibida por los demás en tus relaciones?
- ¿Cómo te perciben realmente las personas en tu vida?
- ¿Qué diferencias hay entre cómo te relacionas en tu «yo ideal» y en tu «yo real»?
- ¿Cómo te gustaría manejar tus emociones en situaciones difíciles?
- ¿Cómo manejas realmente tus emociones?
- ¿Qué estrategias puedes implementar para acercarte más a tu «yo ideal» en términos de bienestar emocional?
- ¿Cuáles son tus metas y aspiraciones en la vida?

PRESENTE

- ¿Qué pasos estás dando realmente para alcanzar esas metas?
- ¿Qué obstáculos enfrentas en el camino hacia tu «yo ideal»?
- ¿Te aceptas a ti misma tal y como eres, con tus virtudes y defectos?
- ¿Cómo puedes trabajar en mejorar tu autoestima y cultivar una mayor aceptación de ti misma?

Buscar una versión mejorada es un trabajo complicado. Necesitamos hacer una introspección de todos los aspectos que queremos cambiar o modificar.

No me gusta el hecho de tener una versión ideal, porque no existe. No vamos a ser perfectas y seguro que acabamos decepcionando (o decepcionándonos) o haciendo daño a alguna persona. Esto no nos convierte en una mala persona. Sino en una persona humana. Importantísimo saber esto para reducir nuestra posible frustración al no convertirnos en una persona perfecta.

Todos los cambios que hagamos nos acercarán a la versión 2.0 y mejorada de la persona que somos en la actualidad. **¿Qué aspectos tiene la versión antigua que no queremos volver a tener?** Nuestra mente puede tender a llevarnos a ese mismo punto. Por tanto, **conocerlo y ser conscientes** de lo que no queremos hará que, al mínimo indicio de volver a la versión antigua, nos demos cuenta.

Abraza esa parte de ti, te ha llevado hasta donde estás.

¿Qué partes de ti son tuyas y cuáles son aprendidas?

Como hemos hablado antes, nos comportamos, nos queremos y nos cuidamos como lo han hecho anteriormente con nosotras.

¿Sabrías explicar qué partes son tuyas y cuáles has aprendido de tu entorno? Resulta una pregunta difícil de primeras, así que vamos a desmenuzarla poco a poco.

PRESENTE

- ¿Cómo definirías a tu padre?
- ¿Cómo definirías a tu madre?
- ¿Qué cualidades te gustan de ellos?
- ¿Qué actitudes no te gustan?
- ¿Hay algo que te genere mucho rechazo?
- Si tienes hermanos, ¿qué te gusta de ellos? ¿Qué no te gusta?
- ¿Cómo te describirías?
- ¿Qué no te gusta de ti?

Pauta del espejo

Hay actitudes y hechos de nuestro entorno que nos generan un daño muy visceral. No entendemos **el porqué**, pero nos recorre por nuestro cuerpo una **rabia, tristeza, dolor... atroces**. Esto ocurre porque hay algo de la otra persona que nos está conectando con nosotros mismos. Con esa actitud que también tenemos nosotros y que no nos gusta de alguien de nuestro entorno.

Autoestímate

Ana siempre tiene una actitud ante el conflicto muy evitativa. Intenta no entrar en conflictos y prefiere pasar antes de enfrentarse. Su padre hace lo mismo en casa, y tiende a insistirle siempre en que debería marcar un límite y contestar. Su padre no puede. Esto a ella cada vez que ocurre le sienta muy mal, generándole muchísimo rechazo y rabia. Cuando Ana tiene un conflicto, ha aprendido de su padre una manera evitativa de enfocarlo. Sabe que debería contestar, pero algo la bloquea.

¿Qué necesito?

Después de conocernos un poco más, estableceremos **nuestras necesidades**. Utilizaremos la pirámide de Maslow para ir desgranándolas.

PRESENTE

La pirámide de Maslow, también conocida como la jerarquía de necesidades de Maslow, es una teoría psicológica propuesta por Abraham Maslow en 1943. Esta teoría postula que los seres humanos tienen una serie de necesidades que deben ser satisfechas en un orden jerárquico. La pirámide consta de cinco niveles principales, que van desde las necesidades más básicas hasta las más complejas.

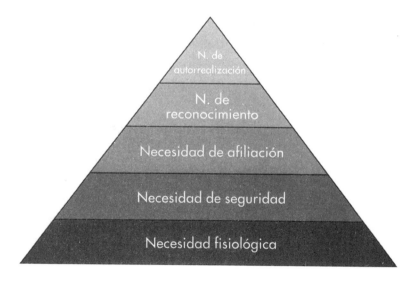

No nos vamos a ajustar a como lo planteaba él, ya que hay gran controversia con su rigidez para conseguir los estadios más altos sin cumplir los más bajos. Para él, era obligatorio tener las **necesidades de pro-**

tección cubiertas para poder subir de escalón. Pero no siempre ocurre así. Incluso **varias necesidades se pueden cumplir a la vez**. En la pirámide se aprecia la necesidad de **cuidado, seguridad, entorno social, reconocimiento y autorrealización**.

Cuando somos pequeñas, necesitamos que nuestros referentes nos cubran la mayoría de ellas. Necesitamos que nos alimenten, nos ayuden a dormir, nos protejan y nos cuiden. Pero, como hemos ido viendo a lo largo de este libro (y probablemente en nuestra vida), no siempre ocurre.

Nuestros referentes no siempre han contado con buenas figuras de apego a las que parecerse. Habrán intentado mejorar todo lo que hicieron con ellos, pero quizá no haya sido suficiente para nosotras. Aceptar que lo hicieron de la mejor manera que sabían con las herramientas que tenían alivia. Pero **aceptarlo no implica perdonarlo ni justificarlo**. En terapia me he encontrado dos frases muy significativas por parte de las familias cuando han explicado mis pacientes que no se han sentido cómodas en la infancia.

PRESENTE

«Eras muy independiente y muy madura para tu edad. No nos necesitabas».

Y la verdad es que **sí que los necesitabas**, pero no podías recurrir a ellos. No eran capaces de verte ni de ver tus necesidades. Tienes la sensación de haber sido **invisible** durante tu infancia y eso te duele mucho. Acabaste aprendiendo que era **más fácil (y menos duro) darte el cariño que necesitabas y cuidarte**. En ocasiones, buscábamos fuera, en amistades y en pareja, paliar toda la falta de cariño que teníamos. Intentábamos sanar ese vacío con otro tipo de amor, pero cuando volvíamos a casa dolía otra vez.

Te hiciste una **niña independiente y muy madura para tu edad**. Cuidaste cuando tocaba que te cuidasen a ti. Pero fue la manera que encontraste para sobrevivir y soportar el dolor. Es probable que ahora **tiendas a cuidar mucho los vínculos** para que no te abandonen, como ocurrió con tus referentes. Y te has hecho un caparazón enorme para que no vuelvan a hacerte daño. Pero **el caparazón oprime y agota**. Mira a tu interior, a tu peque. Tú no tienes la culpa de haber vivido eso. El miedo es completamente normal y válido. **Florece con miedo.** Y, poco a poco, ve quitando capas de cebolla de tu coraza para conocerte y ver tus necesidades.

> «Te he dado todo, no te ha faltado de nada».

Esta frase la dicen **referentes emocionalmente inmaduros** que, por su historia pasada (o no), no han sido capaces de ofrecernos **cariño y amor** durante nuestra vida. Además, va cargada de culpa, ya que nos vuelcan que no necesitábamos nada más de lo que nos dieron. Como si de pequeñas pudiésemos elegir qué necesitamos o qué nos gustaría tener en nuestra vida. Y **no dan lugar a nuestro dolor**. Saltan a la defensiva como leones. Sienten que los estamos atacando y no saben reaccionar de otra manera que no sea así. Esto hace que nos acabemos separando y evitando este tema o mostrar nuestra vulnerabilidad. No es un lugar cómodo en el que expresarse ni nos sentimos arropadas ni acompañadas. No hablamos de nuestra infancia ni de cómo la hemos vivido porque lo más probable es que nos vuelvan a invalidar.

Quererme bien

Estamos sumergidas en un mundo en el que solemos ver lemas o frases como «Tienes que quererte muchísimo», «Aprende a ser feliz» o «Mejora tu autoestima con estos pequeños pasos». Y la verdad es que **no solo no ayuda, sino que nos frustra muchísimo**. Intento hacer todo lo que pone en ese post, *reel* o artículo y no soy capaz. Empiezo a evaluar si realmente hay algo de malo en mí. No me salen las cosas como espero ni soy capaz de seguir unos pasos de un post y ser feliz. **¿Por qué no lo consigo? ¿El problema soy yo?** Esta presión, que obtenemos de redes o en frases que parecen sacadas de Disney, nos pone en el punto de mira.

Nos castigamos al no encontrar una felicidad plena y no puntual.

Nos martirizamos si no somos capaces de conectar con nosotras mismas. Nos culpamos si una *influencer* es feliz yendo a una cafetería muy top a tomarse un desayuno ideal. Quizá ahí está el problema. Compararnos con personas externas y no con nosotras y nuestro camino personal. Posiblemente nunca quieras ir a esa cafetería tan top, sino que prefieras tomártelo en casa tranquila mientras escuchas música.

Crea tu lugar seguro

Busca un lugar que te genere calma. Al principio, nuestro lugar seguro y tranquilo será **una persona maravillosa** que tengamos cerca.

Pero, como no podemos asegurarnos de que esa persona esté en todos los momentos que la necesitemos, vamos a crear uno mucho mejor y más seguro aún. **Nosotras.**

PRESENTE

¡Anda que menudo marrón te he puesto ahora mismo! Te tienes que dar calma, tranquilidad y estabilidad. Por supuesto que con tanto cariño y amor que lo vamos a hacer te va a salir genial.

¿Cómo consigo crear mi lugar seguro?

Para empezar, **bajando expectativas y dejándote querer y cuidar**. No lo conseguiremos en diez minutos. Pero vas a poder recurrir a este capítulo cuando necesites volver a conectar con ese lugar.

«Estás en un lugar tranquilo para ti, como puede ser una playa, el campo o tu habitación. Conecta un segundo mentalmente con esa imagen que te ha venido al pensarlo. Estás tumbada tranquilamente en tu toalla escuchando el sonido del mar que tanto te relaja. Cierras los ojos para poder mimetizarte con ese sonido. Con las manos, estás tocando la arena, que está fría. Te encanta esa sensación».

Autoestímate

Puedes escribírtelo en tu cuaderno de nuevo, modificando todos los aspectos que necesites:

- ¿Quieres estar acompañada de alguien? ¿Quién es?
- Por qué has elegido estar acompañada o sola?
- Si es una playa o un lugar exterior, ¿hay alguien más (desconocido) o estás completamente sola?
- ¿Prefieres que la toalla sea de un color específico?
- ¿Estás con los ojos abiertos o cerrados?
- ¿Qué sensaciones te ha generado crear tu lugar seguro?
- ¿Te has llevado tu comida o bebida favorita?
- ¿Has conseguido conectar con la tranquilidad?

Tu lugar seguro puede ser cualquiera que a ti te genere **bienestar, calma y paz**. Cada persona tendrá el suyo.

PRESENTE

¿Qué hay en tu interior?

Como hemos ido viendo durante todo el libro, estamos compuestas por partes. Partes que hemos adquirido de nuestra familia y entorno, y partes que hemos ido aprendiendo por nosotras mismas. Cada una tiene **su función y su porqué**. Si intentamos negarlas o taparlas, saldrán disparadas como una olla a presión.

Hay partes que no nos gustan, nos hacen daño o nos incomodan.

Pero seguro que te han ayudado a estar en el lugar en el que estás. Por ejemplo, aprendimos que callarnos en una discusión provocó que no se hiciese una bola más grande y explotase. Y eso, aunque no lo creas, **nos ha protegido**. Pero, también en la actualidad, nos hace daño al **no saber marcar límites** por miedo a que vuelva a ocurrir. Nuestro mecanismo de defensa fue evitar para protegernos. Ahora es importante que veas hacia **qué camino quieres continuar**. Evitando los conflictos o mostrando tu punto de vista, aunque genere enfrentamientos.

Pauta del autobús

Imagina que estás en un autobús, del color que quieras. Yo siempre me lo imagino amarillo y escolar. Dentro del autobús están **TODAS tus partes**. Incluso las que te ponen más nerviosa. Está tu jueza, que siempre está pendiente de todo lo que haces y cómo lo haces. **Tu parte sensible**, esa que solo sacas con personas con mucha confianza y con las que puedes sentirte vulnerable sin que te juzguen. **Tu parte ansiosa**, con sus escenarios catastrofistas y su anticipación. Todas estas partes podrían ser personas que están dentro del autobús, para que sea más fácil identificarlas.

Llega un momento en el que estás muy ansiosa y con pensamientos catastróficos. Esta sería **nuestra situación**. Cierra los ojos y piensa en tu autobús. Actualmente estás conduciendo tranquila y siguiendo tu camino hasta que escuchas unos gritos en la parte de detrás.

Una pasajera (tu parte ansiosa) está intranquila y muy incómoda. Y quiere tomar el control del autobús. **Identifícala y pregúntale qué nece-

PRESENTE

sita, como si fuese una mesa redonda. **TODAS las partes** necesitan su lugar y darle voz a lo que necesitan. Ninguna se va a excluir, por mucho daño que nos haga.

Tu conductora habla con la parte ansiosa para saber cómo puede tranquilizarla y ver qué necesidades tiene. **Dales espacio a sus miedos.**

Tras la conversación entre partes, **tu conductora vuelve a retomar su camino.** Tu parte ansiosa se ha calmado y vuelve a su sitio. Y, si vuelve a tener miedos, te lo indicará y hablaréis sobre ello. Pero **no cogerá el autobús**.

A veces, nuestras partes tienen tal intensidad que toman el control del autobús y nos vemos inmersas en un camino con mucho estrés y mucha ansiedad. Ser conscientes de tus necesidades y darles su lugar te hará entender quién conduce tu autobús y tu vida.

¿Quién conduce tu autobús a diario?

Tras esta segunda parada abordando el presente, has podido indagar en todo lo necesario para anclarnos en el aquí y ahora. En un mundo lleno de distracciones y preocupaciones por el futuro, detenerse para observar nuestras emociones, pensamientos y experiencias actuales puede ser transformador. Planifica un ratito al día para conectar contigo misma sobre lo que te ha ocurrido en el día y cómo te has sentido con ello.

....
....
....
....
....
....
....
....
....
....
....
....

3
Futuro

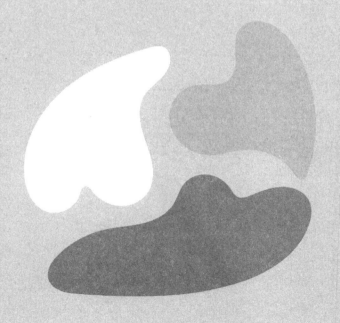

¿CÓMO QUIERO SER?

Poner el foco en **nuestro futuro** puede generarnos una **ansiedad desmedida** al pensar todas las **metas** a las que tenemos que llegar o las **expectativas** que cumplir. **La vida no para, sigue.** Aunque muchas veces nos gustaría frenar o bajarnos de la vida, eso no es viable. Ojalá todo se detuviese un tiempo para ser conscientes y tomar parte de la acción que nos beneficie. O para poder gestionar lo que ocurre. Nos ha venido un duro golpe y ojalá lo hubiéramos visto venir para hacernos a la idea, pero no ha sido posible.

Para un segundo. **Conecta con toda esa situación y no dejes que tu parte racional tome las riendas.** Es necesario que tanto nuestra parte emocional como la racional vayan de la mano. Si una tira más que otra, nos veremos desconectadas o muy lábiles emocionalmente, con una emocionalidad desmedida y desbordadas.

> ¿Qué es la ansiedad?
> La ansiedad es una respuesta natural del cuerpo al estrés y a situaciones percibidas como amenazas. Es una sensación de preocupación, nerviosismo o malestar que podrá variar en intensidad y duración. La ansiedad puede ser adaptativa en ciertas situaciones, ayudando a prepararnos para enfrentar desafíos, pero, cuando se vuelve excesiva o persistente, es capaz de interferir con la vida cotidiana y el bienestar.

Intentar evitarla o eliminarla de nuestra vida va a jugar en nuestra contra. Vamos a poner todo nuestro foco en la ansiedad, potenciando nuestro malestar y nuestro estado nervioso. Se activa nuestro **sis-**

tema nervioso simpático para alertarnos del gran peligro que tenemos cerca.

El sistema nervioso simpático es responsable de la **respuesta de «lucha o huida»** ante situaciones de estrés o amenaza. Cuando se activa debido a la ansiedad, desencadena una serie de **respuestas fisiológicas** diseñadas para preparar al cuerpo para **enfrentar o escapar del peligro**.

Estas respuestas pueden aparecer con **más o menos grado de intensidad** de la ansiedad y dependen de cada persona. Quizá aparezca como sudoración de manos, taquicardia, dolor de cabeza o presión en el pecho que no te deja respirar.

Si tenemos un león detrás, necesitamos urgentemente que nuestro cuerpo actúe. Pero, si se cumpliese nuestra premisa y desapareciese por completo, no seríamos conscientes del peligro ni reaccionaría nuestro cuerpo.

La ansiedad no se controla, se gestiona.

Pensamientos intrusivos

¿Alguna vez te has quedado pensando qué pasaría si dieses un volantazo? ¿Qué ocurriría si te hicieses daño o hicieses daño a alguien? ¿Y si te sale fatal la presentación que tienes hoy?

> Los pensamientos intrusivos son ideas, imágenes o impulsos no deseados que se presentan de manera repetitiva y persistente en la mente de una persona. Estos pensamientos pueden ser perturbadores, angustiosos y difíciles de controlar, incluso cuando la persona reconoce que son irracionales o exagerados.

Diariamente, tenemos una media de **setenta mil pensamientos**. Muchos de ellos son intrusivos y nos generan malestar. ¿Te imaginas **dar lugar a todos estos pensamientos** y que siempre fuesen igual de reales? Sería una **completa locura para tu mente**. Darías voz a todo lo que piensas. Y sería agotador. Por eso, es importante darte cuenta de estos pensamientos irracionales. **Escríbelos en un papel y mira qué soluciones puedes aportarles.** Si son intrusivos, no tendremos respuestas y podremos debatir perfectamente al pensamiento con hechos reales que son contrarios al pensamiento.

- Mañana tengo un examen y me viene el pensamiento de que «me va a salir fatal, soy un fracaso». Empiezo a escribirme que no es real, he estudiado muchas semanas y sé que me va a salir bien. He puesto todo de mi parte para ello. No soy un fracaso ni aunque suspendiese. Esta nota no me define como persona.

Pauta: distánciate de tus pensamientos

Imagina un mar inmenso. El océano Atlántico, por ejemplo. Da pánico verte en medio del mar y no llegar al fondo ni visualizar la arena o la tierra firme. Estás sintiendo ahora mismo muchísimo agobio de notarte llena de agua hasta el cuello y sin capacidad de actuar ante este problema.

Este mar tan grande son tus pensamientos. En algunas ocasiones, nos vemos tan inmersas en los mismos que nos angustian mucho. Tanto como este océano.

Una regla básica cuando te quedas en medio del mar o te arrastra en una corriente es mantenerte tranquila y, si puedes, hacerte la muerta para flotar. Qué fácil, ¿verdad? En medio de la angustia, miedo y desesperación, es complicado conectar con la calma y tranquilidad que se necesitan. Algo muy parecido nos ocurre.

Para transitar con los pensamientos intrusivos, necesitamos perspectiva. Necesitamos darles lugar, pero no importancia.

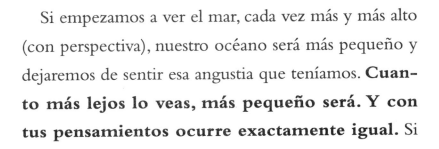

Si empezamos a ver el mar, cada vez más y más alto (con perspectiva), nuestro océano será más pequeño y dejaremos de sentir esa angustia que teníamos. **Cuanto más lejos lo veas, más pequeño será. Y con tus pensamientos ocurre exactamente igual.** Si les damos voz, nos metemos en el mar con ellos. Si les damos lugar, pero con distancia, ocurrirá lo contrario.

También puedes dedicar tiempo al día para pensarlos. Y ver, realmente, si tenemos soluciones ante este pensamiento. Muchas veces, suelen ser «y si...», es decir, hechos futuros hipotéticos, que nos suelen generar miedo y angustia.

Me priorizo o soy una persona egoísta

Ser una persona egoísta significa que tus necesidades importan y tienen que estar por encima de las de los demás. «Me da igual lo que quiera la otra persona o lo que tenga que hacer para conseguir que mis necesidades se cumplan».

Priorizarte y ver tus necesidades no significa pisotear las necesidades de nadie.

Significa que las ves, importan y les das lugar; pero también tienes en cuenta a las demás personas.

Autoestímate

—Hola, cariño. Me apetece que vayamos a cenar fuera de casa y estemos juntos.
—Me encanta la idea, pero estoy muy cansada como para salir. ¿Te parece si vamos a buscarlo o pedimos desde casa?
—Es verdad que me apetecía muchísimo salir, pero entiendo que estés cansada. Me apetece cenar contigo, así que, si te parece, bajamos a buscarlo y cenamos juntos en casa.

Si quiero ir con mi pareja a cenar y ella me comenta que está cansada y que prefiere que cenemos en casa, está viendo mis necesidades y les da lugar. Si yo quiero, sí o sí, cenar fuera, no será con mi pareja. Si, por el contrario, acepto cenar con ella en casa, ambas partes son vistas y llegamos a acuerdos en común.

FUTURO

¿Qué significa poner límites?

Desde muy pequeñas, nos enseñan la necesidad de compartir con otros iguales nuestras pertenencias, como los juguetes. Pero en ningún momento nos explican que es completamente válido que no lo hagamos.

No suelen preguntarnos qué queremos hacer, sino que estamos obligadas a hacer lo que nos dicen.

Jaime no quiere dejar sus juguetes a María, porque no le gusta cómo juega con ellos. Está mordiéndolos y los tira continuamente al suelo. Jaime cree que se van a romper y encima son sus favoritos. La madre y el padre de Jaime le insisten en que María va a cuidarlos y que tiene que aprender a compartir. Les explica a sus padres que no le gusta cómo juega y se pone a llorar. Sus padres le vuelven a insistir y dejan a un lado su tristeza y frustración. Al final, aunque no quiere, hace caso a sus padres.

Autoestímate

> ¿Qué pasaría si María rompe tus juguetes, los cuales no querías compartir? ¿Crees que entenderían tu enfado o te dirían que son simples juguetes?

En este caso, el menor no es visto ni está aprendiendo la necesidad de marcar límites según nuestras propias necesidades.

¿Cómo los pongo?

Jaime, en el ejemplo anterior, lo intenta hasta en dos ocasiones, pero sus padres se saltan sus límites invalidándolo y dejando a un lado cómo se siente. Ve que es una lucha perdida y prefiere ceder.

> Imagina un terreno con una casa en medio. Esa casa tiene una valla que la delimita del exterior. Para poder entrar en la misma,

FUTURO

es necesaria una clave que solo saben las personas más cercanas a la familia que vive dentro. Si no, es imposible saltar la valla y acceder. Al tiempo, te das cuenta de cómo va bajando el límite de la valla, siendo cada vez más asequible entrar en su interior. Con pegar un pequeño salto, estás dentro, viendo a las personas que se encuentran en la casa.

Esas vallas son tus límites. ¿Estás permitiendo que entren en tu vida personas que no saben tu código para entrar? A veces, tendemos a bajar estos límites por miedo a no encontrar a nadie que nos quiera. Y por miedo a quedarnos solas.

Pero recuerda que entrará cualquier persona que pueda dar un pequeño salto. Y eso implica muchas personas que no encajan con tus necesidades.

¿Permitirías que entrasen personas desconocidas y extrañas en tu casa? Probablemente no. Entonces ¿por qué lo haces con tu vida?

Empecemos por algo más sencillo

Haz **una lista con todas las personas que tengas a tu alrededor y a las que puedas poner un límite**. Ordénalas de menor a mayor intensidad de malestar al ponerlos. Dedica un tiempo a pensarlo porque nos vamos a ir exponiendo a ellos muy poco a poco, y es importante que la clasificación esté bien hecha. Si te ayuda, puedes poner al lado el grado del malestar que te generan, del uno al diez.

Para que los límites puedan ser efectivos y nos ayuden en nuestro día a día, necesitamos que:

- El límite que estableces sea **claro y específico**, sin diluirse ni irnos por peteneras. Es fundamental que la otra persona entienda exactamente lo que necesitas. Por muy claro que lo tengas tú, o se vea a la legua qué es lo que quieres decir, **es importante que lo expreses de la manera más precisa posible**.

Si esperamos que la otra persona los entienda o nos lea la mente, nuestra puesta en práctica de los límites va a ser un **fracaso**. Y será una situación muy frustrante.

FUTURO

- **Debe haber consistencia en los límites.** Una vez que has establecido un límite, es importante mantenerlo de manera consistente para que se respete.

Recuerda que **los límites los estás poniendo por ti**, no por las demás personas. Les ponemos límites basándonos en nuestras necesidades, no en las suyas. Si nos los saltamos o los echamos para atrás porque la otra persona se siente culpable y nos ataca, nos estamos quedando en un segundo lugar. Dejamos de cuidarnos y protegernos.

Durante muchos años, has olvidado tus límites y se han ido disolviendo hasta quedarse perdidos en el horizonte. Pero eso no implica que no podamos hacerlo. Vamos a conseguirlo.

Habrá personas que te ataquen al ver que marcas unas líneas rojas que no vas a saltarte, pero es necesario hacerlo por ti.

 Priorizarte cuesta mucho, pero es la mejor decisión que vas a tomar.

Herramientas para marcar límites

Para marcar límites, te enseño dos técnicas que pueden ayudarte bastante. Y puedes utilizarlas también si intentan saltárselos.

Técnica del sándwich
Poner límites de manera efectiva es crucial para mantener relaciones saludables y equilibradas, y la técnica del sándwich puede facilitar esta tarea al suavizar el impacto potencial de establecer límites haciendo que la otra persona sea **más receptiva y menos defensiva**. Si la persona advierte nuestro comentario como una crítica o un ataque, saltará como un cohete espacial y eso no nos ayudará a ninguno. La otra persona estará a la defensiva y nosotras acabaremos poniéndonos en el mismo punto, porque al adquirir ese rol defensivo atacará.

Comentario positivo (pan superior): inicia la conversación con un **elogio o comentario positivo** que reconozca algo bueno sobre la relación o el comportamiento de la otra persona.

FUTURO

Establecimiento del límite (relleno): introduce el **límite que necesitas establecer de manera clara y específica** explicando el porqué de este límite y cómo afecta a la relación.

Comentario positivo o de apoyo (pan inferior): termina con otro comentario positivo o una nota de apoyo que **reafirme la importancia de la relación** y tu disposición a mantener una relación saludable.

> José, gracias por invitarme a la piscina contigo, me ha hecho tanta ilusión.
> Lo siento mucho, pero no voy a poder acudir debido a que ya tenía planes justo para el sábado. Pero, si te parece bien, podemos quedar el próximo fin de semana para ir juntos y disfrutar de un día de piscina.

Cuidar la manera en la que nos hablamos ayudará en nuestras relaciones interpersonales.

Técnica del disco rayado

Esta técnica se llama así porque se asemeja a un disco de vinilo que repite la misma parte de una canción una y otra vez debido a un rayón, **repitiendo calmadamente el mismo mensaje** hasta que la otra persona lo acepte o se dé por vencida.

Esta técnica es muy importante y necesaria, pero para poder ponerla en práctica necesitamos conocernos y hacer un escáner corporal de cómo nos encontramos. Si estamos cabreadas, es probable que entremos en el juego de poder, de ver quién tiene razón y no ceder.

—Claudia, me gustaría pedirte un favor. Necesito que me lleves con el coche al pueblo el jueves.
—Lo siento mucho, Ana, pero no puedo llevarte porque he quedado ese día.
—Claudia, tardamos solo veinte minutos, no será más. Si no, tendré que ir dos horas en transporte público. Anda, no seas borde.

FUTURO

—Ana, lo siento, pero, como te digo, no puedo. Ya tengo planes.
—Venga, Claudia, ¿a qué hora te espero para irnos el jueves?
—Ana, no puedo. He quedado y no tengo tiempo para llevarte. Lo siento.

En este caso, Ana intenta manipular a Claudia para que lo haga, aunque le ha dicho tres veces que no puede: «Solo tardamos veinte minutos, a qué hora te espero, no seas borde…». Intenta saltarse sus límites de la manera que sea para que se cumplan sus necesidades y pueda irse al pueblo en coche.

Cuando empezamos a poner límites, suele ocurrir esto. Nuestro entorno o nuestra red social intenta por todos los medios saltárselos, como ha ocurrido siempre. Intenta engancharte desde **la pena, el enfado o haciéndote ver lo mala persona que eres** por no hacerle un favor.

Si pones un límite, según tus necesidades, y la persona que tenemos delante se va, es probable que estuviese aprovechándose de nosotras.

**Poner límites no te hace ser egoísta.
Te empodera y te ayuda a cuidarte.**

Nos enseñan cómo vincular, pero no cómo romper vínculos

Nuestra infancia está repleta de preguntas del tipo «¿Ya tienes amistades nuevas en el colegio?», «¿Y en natación has conocido a alguien?». Se da por hecho que en cada actividad y durante la etapa del colegio tenemos que forjar amistades duraderas para toda nuestra vida. Si no, nos cuestionan y acabamos **cuestionándonos** nosotras si tenemos algo malo. Si hay algo que les asusta de nosotras o si les estamos echando de nuestra vida y nos estamos equivocando.

**No tienes que quedarte en relaciones
que no te aportan o que no tienen
sentido para ti.**

FUTURO

Cada persona que está en nuestra red nos complementa en alguna fase de nuestra vida. Nos empecinamos en intentar que todo nuestro entorno sea igual y esté presente de la misma manera.

Es parecido a una ferretería. Si intentamos utilizar el martillo para aflojar un tornillo, va a ser un trabajo bastante complicado e inútil. **Cada herramienta tiene su función y, si se la cambiamos, deja de tener sentido.** Ocurre algo muy parecido con nuestras amistades. Si intentamos que Luis, que es un amigo con el que nos lo pasamos genial en planes de ocio, nos entienda a nivel emocional, probablemente nos frustremos porque no lo conseguiremos. **Cada persona te aportará en base a lo que pueda darte**, no intentaremos que todos estén para todo. Ni que todos actúen igual en la misma situación. Esperar que eso ocurra genera **expectativas** y, si no se cumplen, **mucha frustración**.

Echa la vista atrás y recuerda a esas personas que se han ido de tu vida. **Quizá marcamos límites y estas personas no quisieron continuar a nuestro lado.** Me acuerdo de una examiga que sin ton ni son dejó de tener la misma relación conmigo. Era distante, no me contestaba a los mensajes y casi no quedábamos. Pasó del todo a la nada en menos de un par de días. Me preguntaba constantemente si tenía algo malo o si había actuado de alguna manera que le pudiese hacer daño. Se lo pregunté, pero no hubo respuesta. Un par de semanas después del *ghosting*, me dijo que ya no era lo mismo y desapareció. ¿Sabes la **incertidumbre** y la **angustia** que sentí? Quizá si se hubieran hablado las cosas no hubiese acabado así. Pero probablemente hubiese acabado igualmente. Me exigía que fuese de una manera que yo no era ni en la que estaba cómoda. Y no quería cambiar mi forma de ser por volver a cumplir las expectativas de nadie. Primero, de mi familia y, luego, las suyas.

Recuerda que dejar de cumplir con las expectativas de los demás no te hace mala persona.

Quedarnos en relaciones en las que sufrimos

Por supuesto que podría haber mantenido esa amistad o haber continuado en la relación asimétrica en la que me encontraba. Pero, desde hace años, aprendí que ese no era mi camino, no era mi decisión, sino lo que había aprendido.

«Aguanta, son cosas que nos pasan a todas».

«No es para tanto».

«¿Vas a dejar esa relación de amistad de tantos años? Si os conocéis desde el colegio».

Hay amistades que no continúan nuestro camino. No nos alineamos en valores ni en el futuro. Pero, aun así, continuamos. ¿Por qué? Nos da pena alejarnos. «Son tantos años juntas, tantas aventuras; aunque es verdad que no nos vemos desde hace meses». Lo que necesitaba de pequeña ya no es lo que quiero.

Me quedé en relaciones pasivas y que no me aportaban porque conectaba con mi parte más cuidadora y más empática. Conectaba con mi parte rechazada y de abandono. **«Si no me quedo aquí, nadie me querrá». Pero te está guiando y bloqueando tu miedo.** Todo lo que te viene ahora a la cabeza es mentira. No ocurrirá y eres completamente válida y merecedora de amor. Aunque ahora no puedas verlo. Te lo prometo.

Mereces que te quieran y te cuiden.

Autoestímate

Que te demuestren amor y que estén presentes en situaciones difíciles, que para las fáciles muchas veces estamos muy acompañadas. ¿A quién llamarías si tienes un problema en casa o de pareja?

También nos pueden enseñar lo que tenemos que aguantar en una relación (ya sea de amistad, de pareja o familiar).

«Es tu madre, no deberías contradecirla», «No te enfades con tu hermano, que solo ha roto tu juguete», «Eso lo hemos aguantado todas, no seas tan blanda»...

 Aguantar, sin comunicar, no es sano.

Si estás en una relación, habrá acuerdos, conflictos, y entre ambas personas lucharéis contra el conflicto. Sois un equipo, de amistad o de pareja. Pero no tienes que aguantar todo lo que venga y pasar un tupido velo.

Hacer lo que otras personas quieren nos ayuda a seguir un camino, pero no el que nos gustaría a nosotras. Si siempre has seguido el camino establecido, salirte de las normas nos va a costar. **Decide tu camino, coge tus necesidades y ve a por ello.**

¿Qué necesito?

¿Te has parado a pensar qué necesitas en tu vida? ¿Cuáles son tus necesidades básicas que quieres disfrutar?

Si desde muy pequeñas hemos cuidado y nos han indicado que era nuestro deber **estar presentes**, te habrás cargado con situaciones que no son tuyas ni tenías que haber gestionado. **¿Estás presente solo para las personas de tu entorno o también para ti? ¿Has dejado de sostenerte por acompañar a los demás?**

Esto indica que has dejado de ponerte en el primer lugar y tiendes a quedarte en un segundo plano. **Tu peque está muy cómoda en ese rol, pero tu adulta no.** Se frustra mucho al darse cuenta de que cuidas y cuidas, y no te cuidan a ti como te gustaría. Ni recibes lo que das. Es cierto que no siempre será un 50-50, pero **las relaciones tienen que ser recíprocas para que sean sanas.**

Autoestímate

- ¿Qué necesitas en las relaciones?
- ¿Cómo te gustaría que te cuidasen?
- ¿Sueles sentirte cómoda cuando estás con tu entorno social?
- ¿Tiendes a evitar entrar en conflictos por miedo al qué dirán?
- ¿Dejas de lado tus necesidades por cubrir las de los demás?

Pide que te cuiden y te quieran como te gusta a ti. Si necesitas que la otra persona te bese, te muestre cariño y te diga que te ama, díselo. Hay diferentes lenguajes del amor:

1. Palabras de afirmación

Este lenguaje del amor implica **expresar amor a través de palabras, elogios, cumplidos y afirmaciones verbales**. Las personas que prefieren este lenguaje valoran las palabras amables y el reconocimiento verbal.

Por ejemplo, decir frases como «Te amo», «Eres increíble en lo que haces» o «Aprecio todo lo que haces por mí».

2. Pasar tiempo de calidad

Este lenguaje del amor se centra en **dedicar tiempo exclusivo y de calidad a la otra persona**. No se trata solo de estar juntos, sino de estar presentes y comprometidos en actividades compartidas.

Por ejemplo, tener conversaciones profundas, realizar actividades juntos sin distracciones, como caminar, cenar o ver una película.

3. Recibir regalos

Para algunas personas, recibir regalos es una manera tangible de expresar y recibir amor. No se trata del valor material del regalo, sino del **pensamiento y esfuerzo detrás de él**.

Ejemplos de este lenguaje del amor pueden ser dar flores, un libro favorito, una carta escrita a mano o cualquier regalo que tenga un significado especial.

4. Actos de servicio

Este lenguaje del amor implica expresar amor **a través de acciones que hacen la vida del otro**

más fácil o agradable. Las personas que valoran este lenguaje aprecian cuando alguien se esfuerza en hacer algo por ellas.

Un ejemplo de ello puede ser realizar las tareas del hogar, cocinar una comida favorita, echar una mano en algún proyecto o hacerse cargo de más responsabilidades.

5. Contacto físico

Este lenguaje del amor implica **expresar amor a través del contacto físico**. No se refiere solo a la intimidad sexual, sino a cualquier tipo de contacto físico que demuestre cariño.

Ejemplos de contacto físico: abrazos, besos, tomarse de las manos, caricias y cualquier contacto físico que exprese afecto.

Pauta: conocer tu propio lenguaje del amor

Después de ver los distintos tipos de lenguaje del amor, dedícate un ratito a pensar qué es lo que te hace sentirte más amada y querida.

FUTURO

Coge una hoja y escribe los nombres de las personas de tu entorno. Si puedes, separa madre, padre o hermanos de familia. Aunque sean del mismo ámbito, tus lenguajes del amor serán completamente distintos con cada uno de ellos. Cuanto más específico sea, mejor. Por ejemplo, mamá, papá, hermana, hermano, Claudia, Ana, María, Paco, Luis.

¿Cómo te gustaría que te demostrasen cariño?

¿Necesitas que todos tengan contacto físico contigo o solo algunos de tu lista?

¿Cómo te gusta demostrarlo a ti? ¿Es diferente con cada persona de tu lista?

¿Qué necesita tu entorno de ti?

¿Sabes cómo les gusta que les demuestres amor?

A veces, pensamos que las personas necesitan que les demos amor de la misma manera que nosotras lo necesitamos. Pero no siempre es así, o no en el grado en el que lo es para nosotras. Haz un esfuerzo consciente para expresar amor de la manera que es más significativa para la otra persona. Comunica abiertamente sobre las necesidades y preferencias en las relaciones para que haya un cuidado y mimo por ambas partes. Quizá nos encontremos con que alguien de nuestro entorno está cómodo solo con actos de servicio. Y es totalmente válido.

¿Cuál de todos ellos es más importante para ti? ¿Y lo tienes?

¿Cómo me comunico?

Cuando tienes un conflicto, ¿tiendes a hablarlo, comunicarte o prefieres mantenerte callada y apartarte?

En casa de Juana, siempre había visto cómo los conflictos estaban a la orden del día y nunca se hablaban. Al día siguiente, cambiaba la dinámica y volvían a ser la familia «feliz» que eran antes de la bronca. Piensa en el desajuste emocional que sufría como niña. No entendía nada. ¿Cómo se habían hablado así de mal y hoy estaban tan bien? Esto le generaba, y le genera aún hoy, inseguridad y miedo. De forma inconsciente lo aprendió. Su comunicación ante conflictos era igual. Conflicto y ausencia de comunicación. Hasta que conoció a personas que la ayudaban a hablar, desde la vulnerabilidad, de cómo se sentía y le permitían expresar sus emociones. Desaprendió para volver a aprender.

Tipos de comunicación

Los estilos de comunicación se refieren a las **diferentes maneras en que las personas interactúan y se expresan** durante el proceso comunicativo. Cada estilo tiene características propias y puede influir en cómo se percibe el mensaje y en la dinámica de las relaciones interpersonales.

Asertiva

Es un estilo de comunicación en el que una persona **expresa sus pensamientos, sentimientos, necesidades y derechos de manera clara, directa y respetuosa**, sin violar los derechos de los demás.

• Hablaremos desde el YO, nunca desde el TÚ (ya que sería un ataque directo). **Expresaré mis emociones** y cómo me he sentido durante la situación.

Asertivo: me gustaría que me tuvieses en cuenta la próxima vez que tomases esa decisión, me ha hecho sentir muy triste y decepcionada.

No asertivo: tú siempre tomando decisiones sin contar conmigo.

- **Ser claras y concisas** con lo que necesitamos.

Comunicaremos nuestro mensaje de manera clara y específica para evitar malentendidos.

Asertivo: necesito que me avises con más de dos horas de antelación para poder hacer mis planes.

No asertivo: me da igual, haz lo que quieras, como siempre.

- Practica la **escucha activa**.

Estamos hablando para entendernos, no para ganar una guerra. Si esa es tu intención, la discusión cada vez irá a más y a más, y no solucionaremos nada del conflicto.

Asertivo: parece que te estás sintiendo incómodo con la conversación, ¿te parece si la dejamos para mañana?

No asertivo: ¿encima te cabreas tú? Es que no puedo decirte nada.

FUTURO

Pasiva

Imagina que eres una ratona chiquitita y aparece un león que viene a por nosotras. Nos quedaremos rezagadas porque ya no hay tiempo de respuesta rápida que nos permita huir. Nos mantendremos agachaditas sin responder ni demostrar al león que la comida que hemos conseguido no es para él y que nos asusta sobremanera que se acerque de esa forma.

Nos callaremos y no le diremos nada. Nos haría mucho daño y no queremos sufrir. Además, este león tiende a contestar de forma muy agresiva.

—Hola, hija. Tienes que ayudarme a recoger la casa y plantear las comidas de la semana. Así que hoy no vas a salir y te vas a quedar en casa.
—Vale, me quedaré.

Es un plan que le hacía muchísima ilusión y, en lugar de buscar un punto medio o expresar cómo se está sintiendo, **prefiere asumir que no hay más op-**

ciones válidas. Y sus necesidades se quedan fuera de la ecuación.

Agresiva

En este caso, nos toca convertirnos en un dragón que echa fuego por su boca, caracterizado por la **expresión de pensamientos, sentimientos y necesidades de manera dominadora, hostil o despectiva**, sin tener en cuenta los derechos y sentimientos de los demás.

Las características son:

- **Voz alta**, tono dominante o sarcástico.
- **Uso de gritos** o elevación de la voz para intimidar o controlar.
- **Gestos amenazantes**, como señalar con el dedo o invadir el espacio personal.
- **Expresiones faciales** que muestran enojo o desdén, como fruncir el ceño o poner los ojos en blanco.
- **Uso de insultos**, sarcasmo, críticas destructivas o humillaciones.
- **Frases que culpan** o generalizan, como «Tú siempre...» o «Tú nunca...».

FUTURO

- Intentar imponer las propias opiniones y decisiones sin considerar las perspectivas de los demás.
- **Falta de escucha activa** y respeto hacia los puntos de vista ajenos.
- **Respuestas emocionales intensas**, como ira desproporcionada o resentimiento.
- **Tendencia a reaccionar impulsivamente** sin reflexionar sobre las consecuencias.

La **mejor manera** de comunicarse es la **forma asertiva**, desde la calma y la tranquilidad. Somos personas y es probable que **no siempre lo consigamos**. Eso no te convierte en una persona pasiva ni agresiva. No todo es blanco o negro. Movernos en los grises hará que **nuestra exigencia y perfeccionismo se reduzcan** muchísimo. Y consigamos ser más flexibles con nosotras mismas.

Crecer en un ambiente hostil, con muchos gritos y lleno de conflictos, conllevará que tu rol sea mucho más pasivo para evitar conectar con esa peque que sufría tantísimo al vivir esa situación. O, incluso, que actuemos de la misma forma, teniendo una comunicación agresiva con tu entorno porque es lo aprendido. Pero eso no lo justifica. Ni debemos minimizarlo. Te hace y te hizo daño durante tu infancia. **Abraza esa emoción. Duele mucho.** Puedes desaprender lo que has vivido y ser tu versión 2.0 mejorada.

Las dinámicas se pueden mantener o cambiar. Resignarte o modificarlas. Tú decides. No significa cambiar cómo se habla en tu casa, pero sí **conectar con tu niña y ver cuándo sale esa parte aprendida.** Y desde ahí modificarla. Si quieres que tu familia te hable de una forma más asertiva, te tocará marcar límites y expresar cómo te sientes ante esas actitudes. No es fácil.

Imagina una balsa de agua en la que estáis todas las personas que formáis tu familia. En la dinámica que se ha establecido durante todos estos años, cada una tiráis hacia un lado. Nadie lleva el timón y ninguna os escucháis. Y es el caos absoluto, porque no llegáis nunca a ningún entendimiento. Puedes luchar contra ellos, negociar un cambio de dirección con costes y beneficios o dejarte llevar.

¿Cómo sé si me vinculo desde la niña?

Si tus emociones principales son de inseguridad, miedo, sensación de alerta o hipervigilancia.

- **Ione** estaba en pareja muy nerviosa sintiendo que no era suficiente para la otra persona. Buscaba constantemente la aprobación y su afecto para sentirse valorada y segura. Necesitaba que le reforzase lo buena que era y su atención. En este caso, su niña necesitaba aprobación y atención.
- **Cárol** en sus amistades actuaba igual que con su pareja. Mandaba muchísimos mensajes para saber de ellos y para rebajar la ansiedad que tenía. Sentía alivio cuando le contestaban o le escribían, pero, cuando esto no ocurría, se disparaban el miedo y la ansiedad. Pensaba que estaban disfrutando sin ella, se sentía que no encajaba y que la iban a abandonar. La niña de Cárol tiene miedo al abandono.
- **Ana** quería una pareja para que la cuidase y la protegiese. Colocaba también sus necesidades y sus emociones en manos de esa persona. Por ejemplo, prefería que él tomase decisiones importantes por

ella y se sentía incapaz de enfrentar desafíos sin ayuda. Sobre todo, sin la de su pareja.

• **Paula** siente ataques de ira cuando aparecen sus inseguridades o heridas de la infancia. Tiene reacciones emocionales intensas y desproporcionadas ante ciertas situaciones. Cuando se siente insegura, ataca y es muy dañina verbalmente. También se desborda emocionalmente y es capaz de dar portazos y golpes a las puertas. Es muy reactiva en estas situaciones.

• **Raúl** siempre repite el mismo patrón de hombre que le gusta. Una persona dependiente con la que discute muy a menudo. Los conflictos no se hablan y tienden a evitar las conversaciones incómodas. Se reflejan en su vida adulta las dinámicas que tenían sus padres desde pequeño.

Se siente atraído por personas que lo tratan de manera similar a como lo hacían sus padres o cuidadores.

• **Pablo** tiene problemas para establecer y mantener límites saludables, permitiendo que otros lo manipulen o lo controlen. Prioriza a los demás antes que a él. Acepta responsabilidades o compromisos que no desea hacer para evitar el conflicto o el rechazo.

Como ves, **no podemos tener relaciones funcionales y sanas si actuamos desde la niña.** La relación se volvería vertical entre una adulta y una niña. Y acabará siendo un rol de madre o padre junto a un hijo o hija. Las relaciones asimétricas tienen sentido entre un bebé y su madre. El bebé es dependiente y necesita de su madre para que lo proteja y lo cuide. El peso recae completamente en la adulta. Si ocurre esto en una relación de pareja, la persona que tiene toda la carga acabará desgastada. **Las relaciones tienen que ser flexibles, pero siempre tendiendo a esta simetría.** Hay momentos en nuestra vida que no controlamos y es posible que haya alguno en el que una parte de la pareja necesite más de nosotras. Esto no es asimetría ni cambio de roles. Es un momento puntual que tenemos que hablar y comunicar también cómo nos sentimos para no desbordarnos durante nuestro rol de cuidadoras.

Mucha atención aquí: cuídate también, aunque cuides. No te olvides de ti.

Mi versión 2.0

Como hemos visto en todo el libro, eres parte de tu entorno y parte aprendida por ti misma. Si nos aceptamos nuestra versión normal, sin actualizar, **¿te gustaría o hay aspectos que desearías modificar?**

En nuestra versión 2.0 vamos a quedarnos con **actitudes que nos gustan** y cambiaremos las que no nos hagan sentir bien. Esto no es fácil. Haz una **lista** con todas **tus cualidades y tus defectos**. Y rodea lo que quieras cambiar. Ya has hecho una de las cosas más complicadas: darte cuenta de los aspectos que mejorar.

No busques la perfección ni la estabilidad en la versión 2.0. Posiblemente, tengas que ir modificándola durante toda tu vida. Ser flexible es priorizarte y cuidarte. Si intentas ser rígida con tus planes, la frustración se apoderará de ti.

FUTURO

Tu vida se va a componer de altos y bajos y sostenerte en ellos es buscar tu mejor versión.

Nuestro cerebro está acostumbrado a seguir el camino establecido que hemos hecho desde que éramos pequeñas al conformar el carácter, pero eso no significa que no podamos desaprenderlo. **El proceso no va a ser lineal**, y probablemente tengamos momentos en los que volveremos a nuestra versión sin actualizar. Es completamente normal. **Necesitamos esfuerzo, constancia y conocernos muy bien.**

Si ves que con tu pareja sacas tu parte agresiva porque deja los platos sin fregar y se lo has dicho mil veces, no estás sintiéndote vista ni cuidada. Te conecta con tu peque y duele. Sientes que no te escucha y que le da igual cómo te sientas. Quizá se lo estés diciendo desde el enfado, desde el ataque y de una forma agresiva. ¿Crees que, si te dicen constantemente cosas que haces mal, acabarías haciéndolas bien? Posiblemente no. Sacaríamos nuestra furia y nuestro berrinche y no lo haríamos.

Autoestímate

Cambiemos la forma en la que hablamos. Coméntale a tu pareja lo que te genera ver los platos sin fregar. «Me agobia ver los platos sin fregar antes de irme a dormir, ¿te parece si lo dejamos recogido todas las noches para que por la mañana nos levantemos con todo hecho? Además, me siento como tu madre al recordártelo y no me hace sentir cómoda. Entiendo que a ti tampoco. ¿Hacemos un *planning* con las tareas?». Desde este punto, hablamos desde la adulta y expresamos vulnerabilidad. No hablamos atacando, y la otra persona no se pondrá a la defensiva ni se sentirá controlada.

La vulnerabilidad acerca. El ataque y el reproche alejan.

Hablar desde tu niña y los miedos que puedes haber adquirido conecta con tu vulnerabilidad. Te abres en canal hacia la otra persona. Desde ahí podemos construir, **aceptando miedos y heridas**. Cuida, y deja que cuiden, de tus miedos y te acompañen en los mismos.

FUTURO

Las relaciones van cambiando y fluctuando, al igual que nosotras. Cambiaremos dentro y fuera de la relación. No podemos quedarnos a vivir en nuestra niña si pretendemos tener una estabilidad en pareja. Necesitamos madurar, cambiar y no pretender buscar una relación perfecta e idílica. **En todas las relaciones hay conflictos y acuerdos, y no por ello dejan de ser sanas.** Busca tu equilibrio y ve mejorando aspectos cada vez que lo necesites. Habrá días malos, en que no te apetezca tirar para adelante, y momentos maravillosos; y eso también es sano.

A solas, habrá días horribles, con ansiedad, con miedos. Prepárate un café o un té y disfruta de tiempo a solas escribiendo.

 Conecta con tus emociones y transítalas.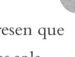

En ningún caso las bloquees. Quizá te expresen que estás sobrepasada o que necesitas darte mimitos sola.

Indaga en todo lo que está en tu mano y en qué no. Diferencia lo que está bajo tu control y lo que se encuentra fuera, así podrás enfocarte en acciones y pensamientos que puedes cambiar. No te cargues de piedras que no son tuyas, porque el peso afecta en tu camino.

Por último, me gustaría que volvieses a pensar en tu pirámide compuesta por tus personas imprescindibles. **¿Quién forma parte del vértice? ¿En qué lugar estás tú?**

Posdata: Enhorabuena. Lo haremos genial con las herramientas que hemos aprendido. Recuerda que priorizarte y buscar tus necesidades no es un acto egoísta. Te ayuda a buscar tu mejor versión.

Gracias por llegar hasta aquí. Bienvenida a tu nuevo camino.

Como última parada, nuestro futuro nos ayuda a buscar
unos objetivos y unas metas que alcanzar siendo
conscientes de cómo nos gustaría que nos viesen
y nos proyectásemos hacia los demás.
Mira estas líneas de reflexión como un espacio para
explorar nuestras esperanzas y temores. Este proceso
nos permite identificar barreras internas y externas
que podrían obstaculizar nuestro progreso facilitando
el desarrollo de estrategias para superarlas.
Bienvenida a tu mejor versión.

....

....

....

....

....

....

....

....

....

....

AGRADECIMIENTOS

Quiero dedicar estas últimas líneas a las personas que han estado a mi lado durante todo el proceso.

A mi editora Ana, por confiar en mí y ofrecerme la oportunidad de realizar este proyecto tan bonito.

A mi hermana, por ser mi pilar fundamental y mi sostén durante toda mi vida. Por hacerme sentir tan orgullosa de este libro y de mis logros. Gracias por estar y por apoyarme durante todos estos meses.

A mi familia y amigas, por su apoyo y acompañamiento. Por leerse cada página mientras iba escribiéndolo. Gracias por todo el cariño.

A mi psicóloga. Por su dedicación, su amor y el cariño que me transmite en la terapia. Gracias por dedicarme el tiempo para hacer el prólogo.

Autoestímate

A las personas que no confiaron en que llegaría tan lejos, gracias, porque también me habéis llevado hasta aquí.

Por último, gracias a mí. Y a mi pequeña Patri. Enhorabuena, lo estamos consiguiendo. Gracias, peque, por sostenerme hasta aquí y por haber aparecido en muchas partes de este libro. Y por hacerme creer y ver que soy capaz. Estoy muy orgullosa de ti.

Este libro se terminó de imprimir en el mes de febrero de 2025.